家族と自分を守る

「安心な食品」の選び方

安部 司

まえがき

中国でコロナ禍が猛威を振るっていた時期、マスクだけでなく中国産野菜の輸入が激減しました。その影響で餃子のチェーン店などが、国産野菜で代用すると利益が出ないと嘆いているニュースが流れていました。食材だけではありません。添加物も中国に多くを依存しており、クエン酸やリン酸などが品薄になったと耳にしました。

海外では自国の食糧供給を優先するため、穀物の輸出規制が広がりつつあります。そんな折、食料自給率が先進国で最低水準の日本は、脱脂大豆を加工した代替肉や牛の細胞を培養してつくる培養肉、昆虫食といった食材をタンパク源にするなどの次世代食料供給戦略を産学官連携で進めようとしています。テクノロジーを駆使して人工的に食材を生み出す技術は、フードテックと呼ばれ、遺伝子を改変して新たな食材をつくるゲノム編集もこれに該当します。

一方、感染拡大で休校になり、給食用の野菜などの食材がトン単位で廃棄されています。従来も全国のコンビニで1日に合計100万食が廃棄されていますが、リモートワークが進みオフィス街のコンビニでは惣菜の売り上げが急減、フードロスがさらに加速しました。食料自給率の低い日本で大量に食品が廃棄されるという矛盾が、コロナ禍で一層浮き彫りになりました。

誰もの予想以上に長期化しているコロナ禍は、このように日本の食を取り巻く環境にも大きな影響を及ぼしています。「巣ごもり」生活が長引いて、家庭で調理の必要のない出来合いのもの、カップめんやレトルトなどのインスタント食品や冷凍食品を選びがちになり、揚げ物やスナック菓子を口にする機会も子どもたちの間で増えているといわれます。

これらの簡単・便利な食品は、本書で取り上げた、生活習慣病の元凶になる塩分・油分・糖分がたっぷり潜む〝超加工食品〟です。食べ続けると栄養面で偏るだけでなく、添加物を掛け合わせた濃厚なうま味で味つけしているので、味覚が壊されてしまうということにもなりかねません。

本書は、添加物に焦点を当てた前著『「安心な食品」の見分け方』の枠を広げ、加工食品のほか、遺伝子組み換えやゲノム編集食品、残留農薬、輸入食品など、食に関心のある読者が気になっている問題を、私なりの視点で書きました。最終章では、味覚を育てる伝統調味料を見直してほしいという思いで、それらを活用した「安部式つくりおき便利調味料」を紹介しています。冷蔵庫のポケットに詰め込んでいる市販のドレッシングやたれの代わりに、常備して活用してもらえれば家計にもやさしく、添加物の心配もありません。

「食べることは生きること」――、皆さんは皆さんが食べたものからできているのです。家族の健康を守りたい、ミドルエイジを超えてもずっと元気でいたいのであれば、体にいい食べ物を選ぶ〝ぶれない〟選択眼を養うことが何より大事です。本書がその手助けになることを願っています。

コロナとの共存時代、〝新しい生活様式〟として家族とあなたを守る「安心な食品」を選び、コロナに打ち勝つ家庭料理を食卓に取り入れていただけると嬉しいです。

令和2年7月

安部　司

CONTENTS

第1章 塩分・油分・糖分――「とりすぎ三兄弟」が寿命を縮める

1 塩分過多の加工食品が“おいしい”理由

第2章 健康を守る食品の選び方

第3章

脅《おびや》かされる日本の食

第4章

伝統調味料を見直す

編集協力／種田桂子（イシス）　ブックデザイン／井上篤（100mm design）

第 1 章

塩分・油分・糖分——「とりすぎ三兄弟」が寿命を縮める

〝不健康な食事〟で5人に1人が早死にする

健康長寿の最大の阻害原因となっているのが、生活習慣病です。その代表格は、高血圧、脂質異常症、糖尿病など。喫煙、過度の飲酒、運動不足、慢性的なストレスなど、さまざまな生活習慣が絡んで発症する疾患ですが、見逃せないのが偏った食生活によるリスクです。

2019年4月、〝不健康な食事〟が原因で、世界で年間に約1100万人が寿命より早く死亡しているという調査結果が、イギリスの著名な医学誌『ランセット』に発表されました。

ワシントン大学などによるこの調査は「世界の疾病負担研究（GBD）」というもので、世界各国の人の死因を調べる最も権威のある調査とされています。最新の調査はこれまでで最大規模のもので、約40カ国の130人以上の研究者が参加し、1990年から2017年まで日本を含む世界195カ国の食習慣を調べ、データを収集、どのような食生活が寿命を縮めているのかを分析しました。

その結果、2017年に〝不健康な食事〟の影響で亡くなった人は全世界で約1100

万人に上ることがわかったのです。その年に死亡した全成人のうちの5人に1人に相当するという衝撃的な結果です。ちなみに、その数は喫煙による死者より多いということです。〝不健康な食事〟は、年齢や性別、地理的な影響、経済状態などにかかわらず、どんな人でも早死にの原因になるのです。

分析の結果、〝不健康な食事〟の中で最も影響を及ぼしたのは、全粒《ぜんりゅう》穀物《こくもつ》や野菜、果物の摂取が少ないこと、塩分の摂取量が多いことでした。続いて、脂肪、特に飽和脂肪酸《ほうわしぼうさん》の多い牛肉や豚肉、加工肉のとりすぎ、糖質やトランス脂肪酸のとりすぎが影響していました。

男性の2人に1人がメタボという異常事態

「塩分」「油分」「糖分」の過剰摂取を私はかねてから「とりすぎ三兄弟」と呼んで、講演や著書で警鐘《けいしょう》を鳴らしてきました。

「とりすぎ三兄弟」は、生活習慣病の基盤となるメタボリックシンドロームを引き起こす要因となります。塩分、油分、糖分の多い食生活を日常的に続けると、内臓脂肪が蓄積し、高血圧・高血糖・脂質代謝異常が絡み合ってメタボリックシンドロームとなり、生活習慣病の発症・進行につながっていくのです。

特定健康診査の対象となる40～74歳でみると、男性は２人に１人、女性は５人に１人がメタボを強く疑われる、あるいはその予備軍という驚きの結果です（平成29年・厚生労働省「国民健康・栄養調査報告」）。20歳以上の成人でもメタボに要注意の割合は、男性は２人に１人、女性は５人に１人と変わりません。

驚《きょう》愕《がく》するのは、メタボが疑われる高校生が実に多いことです。２００６～08年に厚生労働省が高校生１５００人のメタボリックシンドロームを調査したところ、４割超が高血圧、高中性脂肪、高血糖などの基準値を超え、生活習慣病の予備軍になっていることが判明したのです。

その時期に高校生だった人が成人し、最新の調査では、男性の２人に１人がメタボという結果につながっているのかもしれません。

即席めん１食で、１日の食塩摂取目標量をオーバー

「塩分、油分、糖分――、この３つをとりすぎるのが体に悪いことぐらい、わかっている」という人も多いかと思います。ですが、「とりすぎ三兄弟」の大部分が加工食品から摂取されている実態をご存じでしょうか。

たとえば、日本人が大好きなインスタントラーメン。日本人１人が年間に食べるインスタントラーメンは45・４食（２０１９年・一般社団法人日本即席食品工業協会）。最近１カ月で即席めんを食べた人は９割弱、袋めん、カップめんの両方を食べた人は約５割。１カ月間に食べる即席めんの個数は、平均で袋めん２・１個、カップめん２・７個（２０１６年・同協会「インスタントラーメンに関する消費者意識調査」、調査対象者は全国の15～74歳の男女３０００人）。

日本でインスタントラーメンが日常食になっているのが、よくわかる調査結果です。しかしながら、インスタントラーメンを食べるとき、食塩の量を気にしている人がどれほどいるでしょうか。

インスタントラーメン１食当たりの食塩相当量、つまり塩分は、私が調べたところ、多

いもので９・９グラム。７~８グラムは当たり前の世界です。

厚生労働省が、５年ごとに改定を行なっている「日本人の食事摂取基準」というのがあります。これは、健康の維持や増進を図るうえで摂取することが望ましいエネルギーや栄養素の量の基準をまとめたものです。令和２年度から使用する２０２０年版の新たな基準では、食塩相当量について、成人の目標量を２０１５年版より１日当たり０・５グラム引き下げ、18歳以上は男性が７・５グラム未満、女性が６・５グラム未満です。

おわかりのように、インスタントラーメン１食で１日の摂取目標量を、軽々と超えてしまうわけです。

「油揚げめん」の油分、清涼飲料水の糖分に要注意

即席めんには、油分もてんこ盛りです。インスタントラーメンに比べて一見、ヘルシーに見える即席そばでも、天ぷらそばの場合、脂質の量は特盛で40・３グラムも含まれるものがありました。即席めんの多くはめんを一度揚げることで乾燥させる「油揚げめん」を

使っているため、脂質の量が非常に多くなるのです。この「乾燥油揚げめん」は1食中20～30パーセントの油が含まれています。

「食事摂取基準」では、1日の食事の中で脂質によるエネルギー摂取が20～30パーセント

加工食品の添加物、アレルギー物質をチェック

品　　名	冷凍食品　ゆで中華麺
原材料名	めん（小麦粉、卵粉、小麦たん白、食塩／加工でん粉、かんすい、焼成Ca、クチナシ色素）、スープ〔しょうゆ、ねりごま、ポークエキス、植物油脂、ごま、豚油、砂糖、豆板醤、食塩、野菜（にんにく、しょうが）、脱脂大豆粉、香辛料、醸造酢、酵母エキス／調味料（アミノ酸等）、酒精、増粘多糖類、香料、パプリカ色素、酸味料、香辛料抽出物、酸化防止剤（ビタミンE）〕、具〔野菜（チンゲン菜、ねぎ）、たけのこ水煮、きくらげ、豚肉、豚脂、粒状大豆たん白、ザーサイ、植物油脂、砂糖、ポークエキス、みそ、しょうゆ、豆板醤、食塩、香辛料／増粘剤（加工でん粉）、カラメル色素、調味料（アミノ酸等）、酸化防止剤（ビタミンE）、酸味料、ベニコウジ色素、スパイス（唐辛子、花椒、和山椒）、一部にえび・小麦・卵・落花生・いか・ごま・大豆・鶏肉・豚肉を含む〕

―― 食品添加物　～～ 表示が義務付けられているアレルギー物質

塩分・油分・糖分をチェック

栄養成分表示1食（330g）あたり	
熱　　量	633kcal
たんぱく質	24.5g
脂　　質	30.3g
炭水化物	65.4g
食塩相当量	7.6g （めん・具1.5g） （スープ・スパイス6.1g）

←ほぼ糖質の量（炭水化物）

に収まるように推奨しています。グラムに換算すると、男性で48～88グラム、女性で38～66グラムとなります。「油揚げめん」の1食の油の量がどれほど多いか、肝に銘じてください。

乾燥させた即席めんに限らず、21ページの表にあるようなスーパーで売られている冷凍食品の茹《ゆ》で中華めんなども1食で油30グラム以上、食塩も7グラム以上、含まれています。

糖分に関しては、清涼飲料水で「とりすぎ」が加速されます。５００ミリリットルのペットボトルのコカ・コーラを飲むと56・5グラムの糖分をとったことになり、これはスティックシュガー1本3グラム入りとすると18・8本分、コップ半分の量に相当します。「レモン50個分のビタミンC」と宣伝されている〝体によさそうな〟清涼飲料水には50・5グラムの糖分が入っており、スティックシュガー16・8本分。自販機やコンビニで気軽に買っているペットボトルの中身は、砂糖の塊《かたまり》を溶かした液体ともいえるのです。

日常的に口にしている加工食品が、いかに「とりすぎ三兄弟」の元凶になっているか、おわかりいただけたでしょうか。その一例を示してきましたが、塩分、油分、糖分をなぜいとも簡単にとりすぎてしまうのか、そのカラクリについて、これから詳しく説明していきましょう。

1 塩分過多の加工食品が〝おいしい〟理由

塩分の過剰摂取が最も大きな死因に

世界で年間１１００万人が〝不健康な食事〟が原因で早死にしている――。「世界の疾病負担研究（ＧＢＤ）」による調査結果を、この章の冒頭で紹介しました。

調査によると、食生活に起因する１１００万件の死亡事例のうち、１０００万件が心血管疾患によるもので、塩分の過剰摂取が最も寿命を縮める要因になっていることが判明しました。

塩分をとりすぎると血圧が上がり、心筋梗塞や脳卒中のリスクを高めます。これが、塩分過多が問題とされる理由です。塩分はまた、心臓や血管に直接影響を与え、心臓が機能不全に陥る原因にもなっているそうです。これに対し、全粒穀物や野菜、果物は正反対の効果を持ちます。こうした食品には、塩分を排出する働きがあるカリウムや食物繊維を多く含み、「心臓を守る働き」があり、心疾患のリスクを下げてくれるのです。

〝不健康な食事〟による死亡事例のうち、最も影響を及ぼしたのが全粒穀物や野菜、果物の摂取不足、塩分の過剰摂取という結果は、このような根拠からきているわけです。

「和食で塩分をとりすぎる」はウソ

先に、２０２０年版の「日本人の食事摂取基準」では、食塩の１日当たりの摂取目標量は、男性が７・５グラム未満、女性が６・５グラム未満とお伝えしました。一方、ＷＨＯ（世界保健機関）は５グラム未満、アメリカは６・１グラムが目安、日本高血圧学会は６グラム未満にするよう勧めており、新しい目標量はこれらに比べるとまだ余裕のある数字ともいえます。塩分の摂取量は、体重の一万分の一が目安という説もあります。その場合、体重50キロの人は５グラム、80キロの人は８グラムとなります。ちなみに、６グラムの塩はちょうど小さじ一杯の量です。

ところが、日本人が実際に1日当たりに摂取している食塩の量は、男性10・８グラム、女性９・１グラム（平成29年・厚生労働省「国民健康・栄養調査報告」）。目標量より、男性は３・３グラム、女性は２・６グラムも多く、塩分をとっているのが現状なのです。

食塩摂取源となっている食品として、国立研究開発法人医薬基盤・健康・栄養研究所が「国民健康・栄養調査報告」のデータをもとに解析したところ、即席めんや梅干し、漬物、魚の塩蔵品、パンなどが挙げられています。1位はカップめんで1日当たりの食塩摂取量の平均は５・５グラム、2位がインスタントラーメンで５・４グラム、3位が梅干しで１・８グラムといったランキングです。

インスタントラーメン1食当たりの塩分は、多いもので９・９グラム。９・９グラムの食塩とは、小さじ2杯弱の量です。それをコップに入れて水で溶かしたものなど、しょっぱくてとても飲めません。海水よりも塩分の濃度が高いのですから。

インスタントラーメンのつゆを〝おいしく〟飲めるのは、添加物や種々のエキス類を駆使して塩味をあまり感じないようにして、うま味とコクが出るように調味されているからです。このことについては、後ほど詳しく説明します。

「和食で塩分をとりすぎる」という人がよくいますが、私からするとまったくの勘違いです。塩分9グラムをとるには、梅干し3個、味噌汁5杯はおかわりしなければなりません。確かに、本物の梅干しや味噌の塩分濃度は高いですが、これらは添加物で味付けしていないからです。それに一度にたくさん食べられるものではありません。

つまり、和食は塩分濃度が高いものが含まれていても、大量には摂取できないようになっているんです。高濃度の塩分をとっていても気づかない即席めんのほうが、よほど健康上問題になるのです。塩分の摂取量＝塩分の濃度×食べる量であることを知っておいてください。

「舌《ぜっ》感《かん》塩《えん》度《ど》」を麻《ま》痺《ひ》させるカラクリ

食品業界では、「絶対塩度」と「舌感塩度」という言葉をよく使います。１００ミリリットルの水に2グラムの塩を溶かしたら塩分は2パーセントで、これが絶対塩度。塩分2パーセントの食塩水はしょっぱくて、とても飲める代《しろ》物《もの》ではありません。

一方、2パーセントの塩分濃度の水に、グルタミン酸ナトリウムなどの複数のうま味調味料と、大豆などのタンパク質を塩酸で分解してつくったタンパク加水分解物や酵母エキス、チキンエキスなどの粉末を溶かすと、みんなが〝おいしい〟という味に変わります。絶対塩度の塩分は2パーセントでも、うま味調味料とタンパク加水分解物が加わると、舌に感じる塩分が1・2～1・5パーセントとかなり低く感じる。これが舌感塩度です。

「塩」「うま味調味料」「タンパク加水分解物」は、加工食品の濃厚な味をつくる基盤要素です。この3つを私は加工食品の「黄金トリオ」と呼んでいます。インスタントラーメンを食べて、多くの人が〝おいしい〟と感じる強い「うま味」は、このトリオの働きなのです。

「黄金トリオ」のマジックで、インスタントラーメンのスープを簡単に飲み干せるようになり、海水コップ2杯分の食塩を1食でとってしまうわけです。

　ところで、グルタミン酸ナトリウム、イノシン酸ナトリウムなどのうま味調味料は、いわゆる「化学調味料」です。複数の化学調味料が使われている場合は、原材料名に一括して「調味料（アミノ酸等）」と記載されます。化学調味料という名称は、1980年代に「うま味調味料」という〝正式〟名称に変わりました。そのカラクリについても、後ほど説明しましょう。

さて、即席めんなどの加工食品にどれだけの塩分が入っているかを知るには、パッケージの裏側にある栄養成分表示をチェックしてください。長年、食品の塩分に関しては、食塩量とは異なる「ナトリウム（ミリグラム）」で表示されていてわかりづらかったのですが、現行の食品表示法では「食塩相当量（グラム）」の表示が義務づけられています。

なお、栄養成分表示は「熱量」「タンパク質」「脂質」「炭水化物」「食塩相当量」の5成分の表示も義務化されているので、その表示を見れば油分や糖分（炭水化物の量、86ページ参照）も判明します。食品のパッケージの裏を見て、原材料名に一体何が入っているのか、塩分・油分・糖分はどうなのかをチェックするのは、とても大事なことなのです。

あらゆる加工食品に潜む「黄金トリオ」

「黄金トリオ」は即席めんに限らず、添加物を駆使してつくられる、あらゆる加工食品の味のベースになっているといっても過言ではありません。

「黄金トリオ」にカツオ風味のエキスを加えれば、カツオだしの素《もと》ができます。加工食品のパッケージの裏側に記載されている原材料名を見ると、カツオエキスと書いてありますが、その多くはカツオ節をつくる工程で使ったカツオの煮汁を粉末状に加工したものや、安いカツオ節を砕いて粉末にしたものです。カツオの香りさえつけばいいのですから。カツオを昆布エキスと入れ替えたら、昆布だしの素に。両方入れたら、おなじみの顆粒状の和風だしになります。

チキン風味のエキスを加えれば鶏ガラスープ、野菜エキスと香辛料を加えるとコンソメの素に。これを溶かして「黄金トリオ」入りの味噌を入れれば、味噌ラーメンのスープになる。粉末の「黄金トリオ」にガーリック粉末や香辛料を加えると、ポテトチップスなどのスナック菓子の味に。

めんつゆ、だし入り味噌、ウスターソース、ポン酢、麻婆豆腐の素、炊き込みご飯の素……、手軽に料理の味付けができるさまざまな調味料類にも「黄金トリオ」が暗躍しています。「黄金トリオ」にいろんなエキスでそれらしいニオイさえつければ、和洋中、どんな味でもつくりだせてしまうのです。

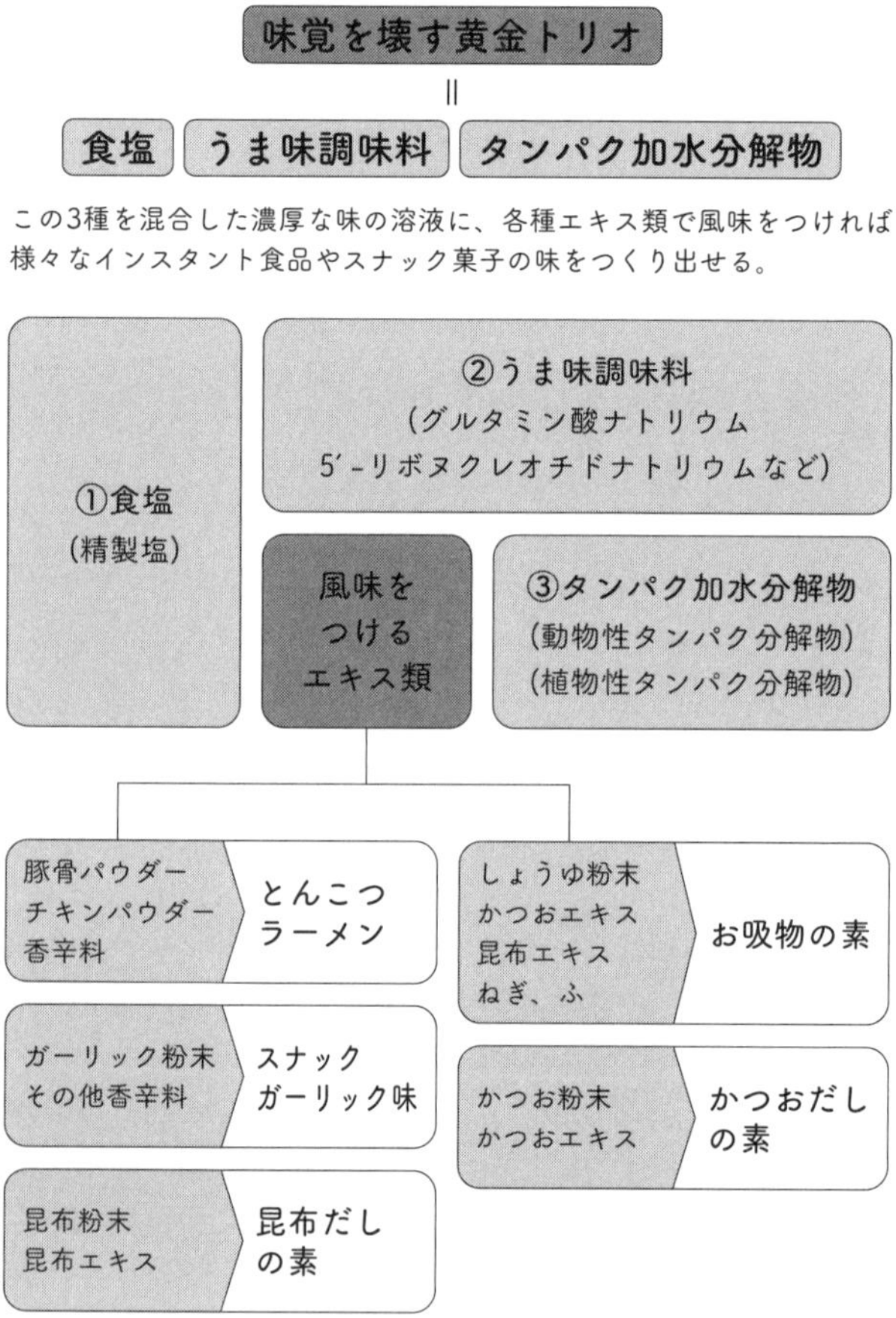
味覚を壊す黄金トリオ
=
食塩
うま味調味料
タンパク加水分解物
この3種を混合した濃厚な味の溶液に、各種エキス類で風味をつければ様々なインスタント食品やスナック菓子の味をつくり出せる。
①食塩
(精製塩)
②うま味調味料
(グルタミン酸ナトリウム
5'-リボヌクレオチドナトリウムなど)
風味をつけるエキス類
③タンパク加水分解物
(動物性タンパク分解物)
(植物性タンパク分解物)
豚骨パウダー
チキンパウダー
香辛料
とんこつラーメン
しょうゆ粉末
かつおエキス
昆布エキス
ねぎ、ふ
お吸物の素
ガーリック粉末
その他香辛料
スナックガーリック味
かつお粉末
かつおエキス
かつおだしの素
昆布粉末
昆布エキス
昆布だしの素

「味覚オンチ」が3世代に連鎖する⁉

　2018年から19年にかけて放映された、NHK連続テレビ小説『まんぷく』。この連続ドラマを見て、インスタントラーメンを食べたくなったという人が続出したそうです。「チキンラーメン」の売り上げは、この時期、史上最高記録を更新したとか……。

　テレビドラマにケチをつける気は毛頭ありませんが、こういう話を聞くと日本の食は大丈夫かなと、かなり心配です。

　日本には「だし」という、世界に誇るうま味の食文化があります。

　私の両親は96歳と95歳で介護施設のお世話にならずに、実家で元気に暮らしています。その食生活はいたって質素。昆布、イリコ、カツオ節などのだしを味の基本にした一汁三菜の和食。昔ながらのしょっぱい塩鮭、梅干し、漬物も好きで食べますが、舌が塩分に敏感だから、ほんのちょこっと食べて終わりです。インスタント食品は味が濃すぎて、体が受け付けない。後味が悪いから食べたくないといいます。

　このぐらいの歳のじいちゃん、ばあちゃんは、「黄金トリオ」の味に慣れてないんですね。逆に見ると、「黄金トリオ」の味に慣れてしまうと、その濃い味の中毒になってしまいます。本物の食材の味がわからなくなる。塩分に鈍感になってしまう。「黄金トリオ」は〝味覚破壊トリオ〟でもあるんです。

「黄金トリオ」と共に食生活を送ってきたのが、団塊の世代の人たちではないか、そう私は考えています。というのも、彼らはインスタントラーメンの誕生のとき子どもだった世代。即席めんと共に歩んできた世代だからです。一般社団法人日本即席食品工業協会によると、この世代の男性がリタイアしたときの食生活を調べたところ、８割が即席めんを食べ、自分でつくる料理はインスタントラーメンがごはんに次いで２位、配偶者のいない人は１カ月に平均８・６食を食べているそうです。

また、若い世代の間でも、インスタントラーメンを食べる回数が増えているようです。２０１６年の日本即席食品工業協会の調査では、男性15~19歳で「増えた」人は、カップめんで４割強、袋めんで３割強だそうです。

団塊の世代の人たちはあと２年ほどで後期高齢者になりますが、その子ども世代は２人に１人がメタボの40代のミドルエイジ、その孫世代はメタボ予備軍が増えているティーンエージャー。

３世代にわたって「黄金トリオ」の濃いうま味が切っても切れない〝家庭の味〟になっ

ていたとしたら、大変なことです。味覚オンチの高校生が増えているのではないかと、危惧せざるをえません。

遺伝子組み換えバクテリアが吐き出す「グルタミン酸」

台所に常備している加工食品や調味料類の裏ラベルを見ると、塩、うま味調味料、タンパク加水分解物の「黄金トリオ」が、あれにもこれにも入っているのに気づくはずです。

前述しましたが、複数の種類のうま味調味料を使っていたら通常、調味料（アミノ酸等）と表示されています。アミノ酸というと体によさそうと早とちりする人もいますが、これは自然界には存在しない化学合成物質です。

調味料（アミノ酸等）となっていたら、アミノ酸系のグルタミン酸ナトリウム、核酸系のイノシン酸ナトリウム、グアニル酸ナトリウム、両方混合したリボヌクレオチドナトリウム、塩化カリウムなどの複数の食品添加物を使っているということ。これは一括表示といって、添加物を同じ用途で使用する場合は、数種類の添加物をグループ名（一《ひと》括《くく》り）で表示できるからです。

うま味調味料の中で代表的なのは、グルタミン酸ナトリウムです。そう、誰もが思い浮かべる「味の素」が、グルタミン酸ナトリウム。以前は化学調味料の代名詞でしたが、いつしか「うま味調味料」と名乗るようになりました。かなり印象が違いますね。

「化学調味料」という言葉は、１９６０年代半ば、ＮＨＫの料理番組などで特定の商品名（つまり「味の素」ですね）と区別するために使われ始めたそうです。実際、グルタミン酸ナトリウムは一時、アクリロニトリルという化学物質を原料に化学合成でつくっていました。その後、〝天然原料による発酵法〟でつくるようになったので「化学」という言葉は正確ではないというわけです。

〝天然原料による発酵法〟のつくり方は、こうです。サトウキビから砂糖をとるときに、これ以上砂糖はできない「廃《はい》糖《とう》蜜《みつ》」、いわば、砂糖を搾《しぼ》り取った残《ざん》渣《し》というものができあがります。この「廃糖蜜」をエサにして遺伝子を組み換えたバクテリア（グルタミン酸生産菌）を飼い、大量のグルタミン酸を吐き出させているのです。

このグルタミン酸は〝天然〟成分ですが、これだけでは味がほとんどないため、炭酸ナトリウムや苛《か》性《せい》ソーダでグルタミン酸ナトリウムという化合物に合成します。すると、

〝おいしい〟うま味にあっという間に変わるのです。製造原価は食品工業向けのものなら１００グラムで20円ほど。抜群のコストメリットですから、「安くておいしい」加工食品に欠かせないのです。

なお、グルタミン酸ナトリウムの生成に遺伝子組み換えのバクテリアが使われていても、最終的にできあがる製品にタンパク質が含まれていないため、商品ラベルに「遺伝子組み換え」の表示をする必要はありません。

メーカーは味噌やしょうゆと同じ発酵による「つくり方」と謳《うた》っていますが、バイオテクノロジーの遺伝子組み換え技術と、酸とアルカリの中和反応によるナトリウム化合物でつくられた調味料は、いわば「生化学調味料」だと私は思うのですが……。

「グルタミン酸」と「グルタミン酸ナトリウム」は似て非なるもの

昆布をはじめ、多くの食品に含まれる天然のうま味成分はグルタミン酸。一方、自然界には存在しない化学合成物質はグルタミン酸ナトリウムです。似て非なるものなのです。

「うま味調味料」を販売している大手食品メーカーは、グルタミン酸ナトリウムと食材に含まれるグルタミン酸は、ほぼ同一のもので、「化学調味料」は化学物質のイメージが強く、天然原料を用いて発酵法でつくられている調味料であることを適切に表現していないと主張しています。業界団体である日本うま味調味料協会も、「化学調味料」よりも「うま味調味料」としたほうが「料理にうま味を付与する」という製品の特性をよく表わしているといっています。ちなみに、この協会自体、以前は「日本化学調味料工業協会」と名乗っていました。

　ですが、私はどうも釈然《しゃくぜん》としません。食材の天然のうま味成分と人工的につくられた「うま味」を、意図的に混同していると思えてならないのです。

「黄金トリオ」のうち「うま味調味料」のグルタミン酸ナトリウムの代わりに、グルタミン酸ナトリウムの原料となるグルタミン酸を20度の水に溶いても、わずかしか溶けません。講習会でグルタミン酸を溶かしたお湯を出席者に味見してもらうことがよくあるのですが、「酸っぱい、マズイ」と口をそろえます。

　一方、グルタミン酸ナトリウムはグルタミン酸と比べると、１００倍以上があっという間に溶けます。これを味見してもらうと、即座に「オイシイ」と応えます。それだけ、強いうま味をつくりだせるということです。

グルタミン酸の結晶そのものは調理に向いていない。むしろ、料理の味を壊す場合があるということです。

アメリカで支持される「Ｎｏ　ＭＳＧ」食品

アメリカでは、「Ｎｏ　ＭＳＧ」「Ｎｏ　Ａｄｄｅｄ　ＭＳＧ」というラベルがついた食品が支持されており、店頭に「Ｎｏ　ＭＳＧ」の看板を置いて売り文句にしているレストランも多いそうです。ＭＳＧとはMonosodium Glutamate、すなわちグルタミン酸ナトリウムの化学名です。なにしろ、日本の大手食品メーカーのカップめんでさえ、アメリカでは「Ｎｏ　Ａｄｄｅｄ　ＭＳＧ」バージョンが販売されているのです。

２０１８年3月の『ワシントンポスト』紙の記事では、食べないようにしている食品として、アメリカ人の42パーセントがＭＳＧを挙げていました。これはＧＭＯ（遺伝子組み換え食品）の32パーセントよりも多い割合です。

そもそも、グルタミン酸ナトリウムがアメリカで敬遠されるようになったのは、１９６８年、中華料理を食べた人が頭痛、歯痛、体のしびれ、疲労感などの症状を訴えたことがきっかけといわれています。これがマスコミにグルタミン酸ナトリウムが原因の「中華料理症候群」として大きく取り上げられたのです。それから半世紀経った現在でも、アメリカは健康志向が根強いからか、「Ｎｏ　ＭＳＧ」が潮流となっています。

グルタミン酸ナトリウムの体への影響については、ＷＨＯをはじめとする国際機関でも何十年も前から論争されてきました。もちろん日本では「安全性に問題なし」という見解で流通しているわけですが……。

アメリカで広がる「Ｎｏ　ＭＳＧ」にしびれを切らしたのか、東京オリンピック前に何とか手を打ちたいと思ったのか、２０１８年9月、日本の大手食品メーカーが「Ｙｅｓ　ＭＳＧ」と銘打った「Ｗｏｒｌｄ　Ｕｍａｍｉ　Ｆｏｒｕｍ」をニューヨークで開催。3年計画で10億円をかけ、「うま味調味料」の風評被害払拭に取り組み、「無添加、無化調」などの誤認表示を正すキャンペーンをしていったのです。

減塩も宣伝する「Ｙｅｓ ＭＳＧ」キャンペーン

「Ｙｅｓ ＭＳＧ」キャンペーンでは、「うま味調味料」を料理に利用することで、高齢者がもっとタンパク質を食事でとりやすくしたり、タンパク質と組み合わせることで満腹感を得やすくしたり、料理の塩の量を減らして減塩につなげたりすることができると胸を張っています。

化学調味料、もとい、「うま味調味料」の多用が味覚障害を惹《ひ》き起こすという風評も、まったく科学的な根拠のないものであるといいます。私はこの主張にも疑問を感じざるをえません。

最近は、グルタミン酸ナトリウムを瓶《びん》詰《づめ》にした「うま味調味料」を食卓に置いて、料理にかけて食べる、というような家庭はあまりないでしょう。街の中華料理屋なんかでは、今でもチャーハンに、ラーメンにと、バンバン振りかけていますが、家庭でも日本人は相変わらず、うま味調味料をたくさんとっています。そう、ありとあらゆる加工食品に入っている「黄金トリオ」を通して、うま味調味料のみならず、塩分もどんどんとっているのです。

食品の安全について、かなり厳しい審査基準を設定している欧州食品安全機関（ＥＦＳＡ）は、２０１７年にグルタミン酸ナトリウムの１日における許容摂取量（ＡＤＩ）を30mg／kgと定めています。これは、ラットの神経毒性試験を根拠に設定されました。体重10キログラムの子どもなら３００ミリグラム、60キログラムの大人で１８００ミリグラム＝１・８グラムとなります。

日本人の１日当たりのうま味調味料の平均摂取量は、１・９グラム（平成12年食品添加物一日摂取量総点検調査報告書／厚生省、Ｌ―グルタミン酸摂取量〈20～64歳〉より）。最新のデータは公開されていないので実情は不明ですが、20年前に、欧州食品安全機関の１日の許容摂取量を超えていたことになります。

子どもの味覚に異変が起きている

「塩」「うま味調味料」「タンパク加水分解物」の組み合わせは、何度も繰り返しますが、強い濃厚なうま味を感じさせるため、このトリオの味に日常的に慣れていると本物のだしの味をもの足りなく感じてしまいます。

２０１４年、「子どもの味覚に異変が起きている」というテレビの報道がありました。東京医科歯科大学の研究グループが、小学1年生から中学3年生までの３５０人ほどを対象に、基本となる４つの味——甘味、塩味、酸味、苦味を感じることができるかを調査しました。その結果、いずれかの味を正しく感じることができない子どもが30パーセントあまりもいることがわかったのです。

そして、味覚を感じることができなかった子どもには共通の特徴がありました。加工食品などの味の濃いものや、人工甘味料を使った清涼飲料水を頻繁に口にしていたのです。

前著『「安心な食品」の見分け方』でも書きましたが、子どもの味覚について興味深い調査ですので、あらためて紹介します。２００８年には、文部科学省と財団法人いしかわ結婚・子育て支援財団が共催して、４００人の子どもと母親の味覚テストを行ないました。添加物入りのだしを使用した味噌汁と、伝統的なつくり方のだしの味噌汁を、味噌の濃度を同じにして飲み比べてもらったのです。どちらが添加物入りか、わからなかったのが大人60パーセント、子ども70パーセント。「どちらがおいしいか」という質問には、８割が添加物入りのほうを挙げたそうです。

これらの調査は、グルタミン酸ナトリウムにフォーカスを当てたものではないのですが、濃いうま味を感じさせる加工食品をつくりだすベースになっているのは、まぎれもなくうま味調味料です。

うま味調味料と味覚障害には科学的に示された関連性はないなどと製造メーカーはいっていますが、この調査結果を皆さんはどうとらえますか。白い粉を溶かした味噌汁と、カツオや昆布、イリコでとっただしの味噌汁と、どちらを毎日いただきたいですか。

「無添加」表示には裏がある

スーパーで「化学調味料不使用」とか、「化学調味料無添加」とパッケージに書いてあると、思わずその商品を買ってしまうことはありませんか。けれども、帰宅後、パッケージの裏側の原材料名をよくよく見ると、うま味調味料である「調味料（アミノ酸等）」は入っていないけれど、ほかのいろいろな見慣れない原料が書いてあった。私の講演会に来てくれたお母さんたちから、よく聞く話です。

「無添加表示」には「裏がある」と勘《かん》ぐって、気をつけなければなりません。何をもって無添加といっているのかを疑問に思って、ほかの添加物も使用されていないなどと誤認しないようにしてください。

うま味調味料は入っていませんが、その代わりによく使われるのが、酵母エキスという代物。添加物ではなく食品の扱いなのですが、外食産業などの食品工業用の調味料として以前から使われていたものです。

その原料は、うま味をとるために培養されたトルラ酵母や、ビール製造後に残ったビール酵母で、酵母核から抽出したエキスにはグルタミン酸や核酸の強いうま味が含まれています。粉末のだしパックに混ぜれば、カツオ節や昆布の使用量が少なくてすむわけです。「化学調味料・保存料無添加」と宣伝している人気のだしパックの原材料名を見てみると、酵母エキスが入っています。そのうえ、食塩、粉末しょうゆ、発酵調味料も使われています。粉末しょうゆは、脱脂加工大豆という、大豆の油を搾《しぼ》った後の大豆が原料。それをしょうゆにしたものと塩酸分解してできたアミノ酸液（タンパク加水分解物）に加工デンプンを加えて粉末にしたものです。これだけいろいろ入っていると、もはや、だしというより、スープですね。

酵母エキスはうま味調味料の代替品、と覚えておくとよいでしょう。まずもって、だしパックに食塩が入っていること自体、疑問を持つべきです。だしは即席のスープではないのですから。

発がん性が疑われる「タンパク加水分解物」

「黄金トリオ」の構成要素の一つ、タンパク加水分解物についてもう少し説明しましょう。しょうゆや味噌をつくるときに、麹《こうじ》菌《きん》が大豆のタンパク質を分解してできるのがアミノ酸。発酵によって醸《かも》し出した複雑なアミノ酸のうま味は、日本人が大好きな伝統の味です。それを、手っ取り早く、安いコストで、もっと濃厚なうま味につくりあげたのが、タンパク加水分解物で、加工食品に幅広く使われるようになりました。

タンパク加水分解物は、通常、植物性または動物性のタンパク質を塩酸で分解してつくられます。植物性の一例を説明すると、脱脂大豆と塩酸を一《いっ》緒《しょ》に炊き、それを苛性ソーダで中和するとアミノ酸液という食品工業用の液体調味料になります。安物のしょうゆやソースに使われています。この液体を粉末にしたものが植物性タンパク加水分解物です。使われる大豆は遺伝子組み換え原料といって、ほぼまちがいないでしょう。また、タンパク加水分解物は植物性、動物性を問わず、原料に塩酸を反応させる過程で、クロロプロパノール類という発がん性物質が発生することがわかっています。

コーデックス委員会という、国連食糧農業機関（ＦＡＯ）と世界保健機関（ＷＨＯ）により設置された国際的な政府間機関で、国際食品規格（コーデックス規格）の策定などを行なっている機関があります。当機関では、食品中のクロロプロパノール類の最大基準値を１キログラムにつき０・４ミリグラムと設定して、管理を行なっています。ＥＵ（欧州連合）では０・０２ミリグラム、アメリカは１ミリグラムというように、厳しい残留基準値が設けられているのです。

一方、日本ではそのような基準は設定されておらず、平成16年度の農水省の調査で、アミノ酸液を入れたしょうゆに７・８ミリグラムも見つかった事例もあります。

以前、ＥＵで基準以上のクロロプロパノール類が検出されたとして、日本のしょうゆを回収し、輸入禁止措置をとったことがありました。安物のしょうゆに使うアミノ酸液と粉末化したタンパク加水分解物は、中国や東南アジアでも製造されています。そこでは、純度の高い特級品はEU、一級品はアメリカ、それ以下は基準のない日本へという図式ができあがっているのです。

タンパク加水分解物も酵母エキスと同様、添加物ではなく食品として分類されています。ですから、パッケージに「化学調味料不使用」や「無添加」とあっても、パッケージの裏側を見て原材料のチェックをしましょう。「減塩味噌」「減塩しょうゆ」にもタンパク加水分解物やアミノ酸液が使われていることが多々あります。

一見、体によさそうな表示を鵜《う》呑《の》みにしないことが、大事です。

塩の〝プロフィール〟を読み解く

ここまで、「とりすぎ三兄弟」の一つである塩分は、塩そのものからというより、むしろ「黄金トリオ」で味付けされた加工食品の、食べても〝感じない塩分〟から、その多くがとられているということを説明してきました。

私の講演会で、参加者からいちばん多い質問は塩についてです。この項の最後に、料理で使う塩の選び方をお伝えしたいと思います。

市場に出回っている塩の種類は１０００種類を超えるといわれ、１キロ１００円の塩もあれば、１００グラム１０００円もする塩もあり、ピンからキリまで。ラベルの表示を見ても、原材料に海水、岩塩とかあり、製造工程として「天日・平釜」、「イオン膜・立釜」などとあり、一体、何のこと？　と思う人も多いでしょう。

塩の表示については２００８年まで明確なルールがなく、根拠がないのに「自然塩」、「天然塩」と謳《うた》ったり、体に効果がありそうな「ミネラル豊富」といった文句がパッケージによくつけられていました。現在は、塩の表示ルールが設定され、これらのあいまいで紛らわしい表現は、使ってはいけないことになっています。なお、表示ルールを守って適正に記載してある塩には、「しお公正マーク」がつけられています。

表示ルールでは、塩の品質を決定する主な要素である、原材料と製造工程の表示が義務化されました。これを読み解けば、どんな塩なのか、塩の〝プロフィール〟がわかり、製品を見比べやすくなります。

岩塩、天日塩は外国産

まず、名称：塩、食塩と名乗れるのは、塩、つまり塩化ナトリウムの含有量が40パーセント以上のものです。原材料名には、「海水」「海塩」「天日塩」「岩塩」「湖塩」「温泉水」の6つのうちのいずれかで表示されます。また、その塩が外国産か国産かわかるようにしなければなりません。

ちなみに、原材料というのは、生産工場に持ち込まれた原料の最初の状態を指します。ですので、海の水をそのまま工場に持ち込んで生産した場合は「海水」。海水でつくられた塩の状態で工場に持ち込み、再加工するなどして生産した塩の場合は「海塩」となります。ただ、原料が「海塩」となっている塩は、あまり市場に出回っていないようです。

「天日塩」は、塩田などで、太陽や風力といった自然エネルギーを利用して水分を蒸発させる方法でつくられた塩。これを原料塩として工場で塩をつくった場合は、原材料名に「天日塩」と書かれています。なお、日本の塩田は採算が合わず、1972年に姿を消してしまったので、「天日塩」は輸入塩です。

原材料が「岩塩」「湖塩」となっていたら、これも日本では採取できない塩なので、原産地名に外国の名前が書かれているはずです。なお、近年、自然現象で地表に塩分が露出し結晶化した岩塩を「天日塩」と表示しているものもあります。

添加物が入っていても、塩と名乗れる

ここでのチェックポイントは、6つの塩以外の原材料が入っているかどうか。たとえば、市場で出回っている、食塩とうま味調味料であるグルタミン酸ナトリウムを9対1で混ぜた食卓塩も、塩と名乗れるからです。

また、塩化ナトリウム以外の塩類が25パーセント以上含まれる場合には、「低ナトリウム塩」と必ず表示しなければなりません。塩化ナトリウム以外の塩類が50パーセント以上のときには「減塩」と表示される場合もあります。

たとえば、塩分50パーセントカット、「低ナトリウム塩」とパッケージの表側に表示されている商品の裏側を見ると、原材料名にある海水のほか、調味料（無機塩等）（53パーセント）、炭酸マグネシウム（1パーセント）、グルタミン酸カルシウム、ポリグルタミン酸とな

っています。海水以外は、すべて添加物です。ちなみに、調味料となっているのは添加物の一括表示で、カリウム塩、アミノ酸、核酸といった複数の添加物が入っています。カリウム塩の主な原料は塩化カリウムで、単品ではおいしくないので料理には使えません。塩化ナトリウムの含有量が40パーセント以上なら、添加物が入っていても塩と名乗れるのです。

塩の場合も、熱量、タンパク質、脂質、炭水化物、食塩相当量の5つの項目の栄養成分表示が義務表示になりました。塩は無機物です。ですので、グルタミン酸塩や有機酸など有機系添加物を加えていない塩では、熱量から炭水化物までゼロ表示となります。添加物の成分は炭水化物として扱われるので、うま味調味料が入っているかどうかは、この栄養成分表示をチェックしても判明します。

なお、ごましお、抹茶塩、味付け塩コショウなど、添加物だけではなく、ほかの食品が混ざっているものは、塩の表示ルールの対象外となります。

何が〝混合〟されているかを読み解く

工程の欄には、原材料を塩にするまでのプロセスが、その工程順に記されています。原材料名と同様、メーカー独自の表現ではなく、使用する用語や表示ルールが決められています。塩ができるまでの工程は、大きく分類すると次の5つになります。

1. 濃い塩水をつくる工程：イオン膜、逆浸透膜、溶解
2. 濃い塩水をつくる工程＋塩を結晶させる工程：天日
3. 塩を結晶させる工程：平釜、立釜、噴霧乾燥、加熱ドラム
4. 塩の品質、性状を整える工程：乾燥、粉砕、焼成、混合、洗浄、造粒
5. 岩塩や湖塩を掘り出す工程：採掘

工程の欄に表示されているこれらの専門用語は、1～5のうちのどの工程でつくられた塩なのかを示しています。

たとえば、1キロ150円ほどの精製塩。原材料名として、天日塩（メキシコ）／炭酸

マグネシウム、工程として、溶解、立釜、乾燥、混合と記載されています。

　これを読み解くと、原料塩であるメキシコ産の輸入天日塩を、海水に〝溶解〟して濃い塩水をつくり、〝立釜〟（密閉した釜）で煮詰めて塩の結晶を取り出し、品質や性状を整えるために〝乾燥〟させ、さらに炭酸マグネシウムを〝混合〟してつくった塩であることを示しています。添加物の炭酸マグネシウムを入れているのは、サラサラな状態を保ち、塩を固まりにくくするためです。

　過去に、輸入塩で塩の固結を防止するために使われたフェロシアン化物が問題になったことがあります。当時、日本ではフェロシアン化物は食品添加物として認可されていませんでした。そもそも日本は製塩技術が高く、長期保存・長距離輸送のための添加物は必要ないのです。しかし、中国からの輸入塩や輸入加工品の多くにフェロシアン化物が使われ、すでに市場に流通していることが判明したのです。これを受けて厚生労働省は、市場の混乱を避けるため輸入した日にまで遡《さかのぼ》って食品添加物として指定した経緯があります。

　フェロシアン化物は熱や酸で有毒なシアン（青酸）が発生するという危険性から、欧米では消費者団体が反対運動を起こし、食品用の塩に添加することは少なくなっています。実際にフェロシアン化物を添加した塩を手に取ったことがありますが、驚くほどサラサラしていました。日本の大手製塩会社は、フェロシアン化物は使わないという宣言をしています。しかし、添加物として認可されている以上、輸入塩は使われていてもキャリーオーバーで無表示であるケースも考えられます。

　さて、前述した、食塩とグルタミン酸ナトリウムを9対1で混合している食卓塩は、どのような工程なのか、読み解いてみましょう。

　原材料名は海水（日本）／グルタミン酸ナトリウム、工程はイオン膜・立釜・混合・乾燥となっています。これを読み解くと、日本の海水から、ナトリウムイオンと塩素イオンだけ効率よく集める〝イオン交換膜法〟で濃い塩水（かん水）をつくり、大量生産が可能な真空式の密閉釜〝立釜〟で水分を蒸発させ、さらにグルタミン酸ナトリウムを〝混合〟して〝乾燥〟させたことになります。

　要は、どのような方法で海水を濃縮し、結晶化させ、粉砕して2次加工したり、添加物などで品質を調整したりしているかが、工程の欄に書かれているのです。

塩のミネラルが血圧を下げる!?

「国産塩、海水１００％」とパッケージにある塩の原材料名は海水（伊豆大島）、工程には天日、平釜とあります。

前述しましたが、１９７２年に日本から塩田が消え、海水を原料とした国産の塩づくりはすべてイオン交換式に切り替わりました。しかし、この塩は伝統の塩を求める消費者の要望に応え、伊豆大島の海水をネット架流下式塩田で太陽や風の自然エネルギーを利用して水分を蒸発させ、海水を濃縮し、平釜で塩を結晶させているとのことです。

栄養成分表示を見ると、塩化ナトリウムだけでなく、マグネシウム、カルシウム、カリウムがそれぞれ７００ミリグラム、４００ミリグラム、２４０ミリグラム含まれています。これらは生命保持に欠かせないミネラルです。

この日本の伝統海塩がしっとりしているのは、海水を平釜で煮詰めたときに最後まで結晶しにくい液体状のにがりが残っているからです。海水由来のにがり成分には、ミネラルがほどよく含まれているわけです。ちなみに、豆腐の凝固剤として使われているのは、にがりの主成分である塩化マグネシウムです。

「ミネラルは本来〝微量〟なのだから、どんな塩でも大差はない。塩化ナトリウム99パーセントの安い精製塩で十分」という意見をよく聞きます。ですが、長年、食品加工の現場にいて塩の開発にも携《たずさ》わったことのある私から見ると、天と地の差。ほどよいにがりが含まれた海水塩を使うと、漬物や干物の発酵がまったく違います。同じ塩味でもカドがとれたまろやかな味わいです。

自然医学の権威で、血液生理学の専門家である医学博士、森《もり》下《した》敬《けい》一《いち》先生の著書『血液をきれいにして病気を防ぐ、治す』（講談社＋α新書）に、塩に関する興味深い話が載っていました。森下先生は、長年にわたり世界中の長寿者が住む地域の調査を重ねてこられました。

この本では、50代、60代の「早すぎる死」が後を絶たないのは、歪《ゆが》んだ食生活が根源にあると警鐘を鳴らしています。肉食、さまざまな加工食品の摂取など、歪んだ食生活を続けた結果、血液が汚れ、細胞が機能不全を起こし、あらゆる病気を招きよせてしまっていると……。

先生によると、自然塩と99・8パーセントが塩化ナトリウムの〝化学塩〟は区別して考えねばならず、この化学塩の塩化ナトリウムが内臓に悪さをしたり高血圧を引き起こしたりするということです。一方、さまざまなミネラル分を含む自然塩は生命が求める本来の塩で、高血圧を起こしたりはしないと主張されています。

実際、私がＴＢＳ系のローカル番組で協力した実験では、伝統的な製法で海水からつくった塩、つまりほどよいミネラル分が含まれた塩を１日10グラム以上、１週間とり続けてもらった被験者は、血圧が上がるどころか、皆、下がったのです。ミネラル分が残っている塩には、ほかにもクロム、亜鉛、セレンなど数十種類の微量元素が含まれています。このこともこの結果に関係しているのかもしれません。

塩分をとったときに血圧が上がるか否かは、個人差が大きいともいわれています。影響しない「食塩非感受性」の人と、影響する「食塩感受性」の人の割合は半々という報告もあります。高血圧と塩分の関係は十分に解明されているわけではありませんが、糖分、油分と異なり、塩分は食材そのものから摂取できない唯一の成分ですので、どんな塩を使うかは重要と考えます。

岩塩がミネラル豊富という誤解

ところで、ピンクソルトなどという名前で売られている岩塩が人気ですが、岩塩はミネラル豊富だと勘違いする人も多いようです。

岩塩は、地球の地殻変動により陸地に閉じ込められた海水が気の遠くなるほどの長い年月をかけて蒸発し、塩が結晶化したものです。その過程で残るのは、ほぼ塩化ナトリウム。その他の成分は長い年月の間に追い出されて、わずかしか残っていません。

よって、岩塩の成分は98パーセント以上が塩化ナトリウムで、栄養成分表示にミネラル分が1パーセント以上入っているようなら、岩塩をいったん海水などで溶かし（溶解）、マグネシウムやカルシウムなどを加えて「混合」した、再生加工塩であるケースが大部分でしょう。

ちなみに、即席めんなどに使われる塩は「せんでき塩」といって、岩塩を粉砕して海水で洗い乾燥させたものです。1キロ40～50円程度の安い塩です。

岩塩だけでなく、塩分が地表に露出してできた天日塩にもミネラル分はほとんどありません。なぜかというと、塩化ナトリウムは、不純物を取り込まずに結晶をつくる性質があるからです。これは家庭の冷凍庫でつくった氷が白く濁るのに対し、市販品の氷が透明なのと似た原理です。市販品の氷は、水をゆっくりと凍らせてつくるため、空気が徐々に追い出されて透明に結晶化されるのです。

2

〝隠れ油〟が体を蝕《むしば》む

40代女性はトランス脂肪酸を過剰摂取

30代から40代の女性で、トランス脂肪酸を過剰摂取している割合が3割を超えている――。日本で初めてトランス脂肪酸の摂取量を探るために、東京大学などのグループが本格的な調査を行なったところ、このような結果が２０１０年に公表されました。

トランス脂肪酸については、耳にしたことのある人が多いでしょう。牛肉や羊肉、牛乳や乳製品の中にも天然の微量のトランス脂肪酸が含まれていますが、健康問題となっているのは、飽和脂肪酸の固形油脂のように液体状の不飽和脂肪酸である植物油などに水素を添加して、硬化油をつくるときに、副産物として生じる人工的なトランス脂肪酸のほうです。

マーガリン、ファットスプレッド、ショートニングといった固形油脂に多く含まれており、心臓疾患を引き起こす要因の一つとなっています。前立腺がん、乳がん、糖尿病、うつ病、アルツハイマー型認知症などとの関係も指摘されています。

世界保健機関（ＷＨＯ）は、１日にとるトランス脂肪酸の摂取量を総エネルギー（カロリー）摂取量の1パーセント未満に留めることを推奨しています。

では、日本人はどのぐらいのトランス脂肪酸をとっているのでしょうか。食品安全委員会が平成24年（２０１２年）に公表した、食品に含まれるトランス脂肪酸の健康影響評価（リスク評価）では、日本人の１日当たりのトランス脂肪酸の平均的な摂取量を０・７グラム、平均総エネルギー摂取量の約０・３パーセントと推定しています。

また、平成20年度の食用加工油脂の国内の生産量から推計したケースでは、１日当たりのトランス脂肪酸摂取量は、平均１・４グラム、平均総エネルギー摂取量の約０・７パーセントでした。

日本人が1日にとるエネルギー量の平均は約１９００キロカロリー、ＷＨＯが推奨する目安の1パーセントに相当するトランス脂肪酸の量は約2グラムです。ですから、〝平均的な〟食生活を送っている日本人であれば、トランス脂肪酸はとりすぎていないというわけです。ただし、これらの推計では、「国民健康・栄養調査報告」の平均値を使用しているため、油脂の多い食品の過剰摂取など、〝不健康な食事〟をしている場合の個人差は考慮されていません。

前述の調査によると、30代の女性では約33パーセント、40代では約38パーセント、50代では約25パーセントがＷＨＯの推奨する目安を超えてトランス脂肪酸を摂取していました。その女性たちは、主に都市部に住んでおり、ケーキ、クッキー、菓子パンなどの菓子類の摂取が多い傾向にありました。それが、トランス脂肪酸の過剰摂取の要因につながった可能性があるのです。

心筋梗塞、認知症、がんのリスクが増大

欧米の研究機関では、トランス脂肪酸を摂取することにより、どのような健康へのリスクがあるかを研究するため、以下のようなさまざまな調査が行なわれてきました。

- ハーバード大学が１９８０年から26年間、８万人の女性を追跡した調査では、トランス

脂肪酸を最も摂取するグループは、最も少ないグループに比べて心筋梗塞を引き起こすリスクが約３割高い。

•同大学の別の調査では、トランス脂肪酸の血中濃度が最も高かったグループは最も低いグループに比べて、前立腺がんのリスクが約２倍に増加。

•同大学とブリガム・アンド・ウィメンズ病院による共同研究で、食事の総エネルギーのうち、２パーセント以上をトランス脂肪酸から摂取すると、炭水化物から同程度のエネルギーを摂取するより、不妊症になるリスクが約73パーセント上昇。

•アメリカのラッシュ健康加齢研究所が、シカゴ近郊の65歳以上の住民を長期間にわたり追跡調査したところ、トランス脂肪酸の摂取量が２番目に多いグループ以上では、最も少ないグループに比べて、認知症になるリスクが２・４倍。

•フランス国立保健医学研究機構の調査では、トランス脂肪酸の血中濃度が最も高かったグループは最も低いグループに比べて、乳がんのリスクが約75パーセント高い。

　このように、トランス脂肪酸を有害物質と認めざるをえない調査結果が出ているのです。

　すでにカナダと台湾ではトランス脂肪酸を含む食品の製造、輸入販売が禁止されており、トランス脂肪酸が社会問題となっていたアメリカでは「一般に安全と認められる食品添加物」からトランス脂肪酸を含む油が除外され、実質上、加工食品での使用禁止措置がとられています。ほかにも、欧州や韓国など複数の国で、食品中のトランス脂肪酸の含有量の規制や表示義務があります。

一方、日本ではトランス脂肪酸の規制や表示義務はありません。「日本人の大多数がエネルギー比1パーセント未満であり、また、健康への影響を評価できるレベルを下回っていることから、通常の食生活では健康への影響は小さいと考えられる」というのが、主な理由です。ですが、私からしてみれば、何パーセント以下だから安心ということではなく、安全性が担保されていないということにもっと目を向けるべきだと思います。

「トランス脂肪酸入りか」を読み解く

最近では、大手食品会社がトランス脂肪酸の量を、パッケージやホームページに掲載するようになってきました。ですが、トランス脂肪酸の正確な数値を測定するにはかなりのコストがかかるため、一部の食品についてしかわからないというのが実情です。トランス脂肪酸の平均摂取量が日本人は少ないからといっても、食生活には個人差があります。消費者が食品選びの基準を持てるように、パッケージに表示してほしいものです。

できるだけ有害物質はとりたくないというなら、パッケージの裏側の原材料名を確認して、何が入っているのか、読み解く目を養ってください。

加工食品の原材料名に、食用精製加工油脂、植物油脂、植物油、マーガリン、ショートニング、ファットスプレッド……などと記載されていたら、トランス脂肪酸が入っているかもと疑ったほうがよいでしょう。

表示がまちまちで、一般の人にはその違いがわかりにくいのも問題です。ＪＡＳ法（日本農林規格等に関する法律）では、たとえば調理用の単一原料の油であれば、名称が「食用なたね油」、原材料名も「食用なたね油」、サラダ油なら名称「食用調合油」、原材料名「食用大豆油、食用なたね油」などと、その油の原料を正確に記載する必要があります。

ところが、パンや即席めんなど2次的な加工品については、使用された油脂はＪＡＳ法の対象とはなっていません。逆から見れば、水素添加した硬化油であれ、使っている油が植物油であれば「植物油」「植物油脂」「加工油脂」などと記載しておけばお咎《とが》めなしということです。

菓子パン、ドーナツ１個で摂取量オーバー

日本でも食品会社の自主的な取り組みにより、トランス脂肪酸の濃度が従来よりも低い食品が販売されているといわれています。しかしながら、２０１８年に『週刊新潮』が食品１個当たりのトランス脂肪酸の含有量を調べて記事にしたところ、多くの菓子パンに１個０・５グラム以上あり、中には１個で２グラムを超えるものもありました。

ここからは、どんな食品にトランス脂肪酸、延《ひ》いては「とりすぎ三兄弟」の一つ、脂質が多く入っているかをお伝えしましょう。

菓子パン類はトランス脂肪酸含有量自体が低減されていても、１個当たりの脂質が、女性の１日当たりの脂質摂取量の目安である38～66グラムの下限に迫る量が含まれているものがあります。食パンはしっとり感を出すために油脂が使われますが、菓子パンの中でも特にデニッシュタイプはしっとり感やボリューム感を出すために、より多くの油脂が必要になるのです。

ファストフード店のメニューも要注意です。代表的なファストフード店の主なスイーツのトランス脂肪酸を調べたところ、アップルパイは４・５グラム、ホットケーキは４グラ

ム、ドーナツは4〜7グラムもありました。1個食べると、WHOの推奨する目安を日本人の場合は、軽々とオーバーしてしまいます。

コンビニスイーツ、ファミレスやデパ地下のスイーツ、ホテルのスイーツビュッフェなど、女性向けスイーツ・ビジネスは花盛りです。ファストフード店のスイーツも含め、手ごろな価格で口にできるこれらの菓子類はマーガリン、ショートニングといった、水素ガスを添加してつくった植物油脂原料の硬化油を使っている可能性が高いといえます。

植物油脂でクリームやチョコを製造

植物油脂は安価なパーム油、大豆油、コーン油などで、一般的に輸入された遺伝子組み換え原料からつくられています。ちなみに、家庭の料理で使うサラダ油は、ほとんどが遺伝子組み換えの菜種と大豆を半々に混合して製造しています。

植物性油脂の硬化油は水素反応を調整し、添加物を駆使すれば、さまざまな硬さに調整できます。安上がりにチョコレートをつくるなら、カカオ豆からとれるココアバターの代わりに、体温で溶ける硬化油の植物油脂を使い、乳化剤でなめらかにし、チョコレート色になる着色料やココア香料を添加。ココアバターの含有率が低く、植物油脂の含有率が高い商品の原材料名は、チョコレートではなく、準チョコレートやチョコレート菓子となっています。チョコレートもどきですね。

余談ですが、ある出版社の編集者から、夕方になると女性たちが「脳が疲れた」と菓子箱からお菓子を取り出し、別の箱に１００円分、投げ銭してポリポリ食べ始めるという話を聞きました。富山の置き薬よろしく、菓子メーカーの販売員がスナック菓子を食べた分、補充してくれるというものです。30〜40代の女性のうち、過剰摂取になったトランス脂肪酸のもとになっているのはお菓子ですよ。代わりに果物を食べたほうが、ずっとヘルシーです。

さて、話を続けましょう。硬化油に水を加えて乳化剤で混ぜ合わせ、増粘多糖類でトロミをつけ、香料でクリーム風味を出し、着色料で本物らしい色合いに生クリームを増量すると、「ホイップクリーム」のできあがりです。同じような添加物で、ミルクが入っていないアイスクリームもどきや「コーヒーフレッシュ」もつくることができます。

ケーキのクリームはすべて乳脂肪１００パーセントの生クリームだと思っているかもし

れませんが、これは大きな間違い。安価なケーキのほとんどは、硬化油が配合されたホイップクリームを利用しているはずです。

市販の「ホイップクリーム」の原材料表示を見ると、以上のような添加物のほかに、メタリン酸ナトリウムなどのリン酸塩を品質安定のために加えています。リン酸塩は添加物の万能薬などといわれ、ハムやソーセージを製造する際に肉を結着させるために使われるほか、さまざまな用途で利用されています。過剰摂取すると、これも心臓疾患のリスクを上げ、骨粗しょう症、老化を促進する原因にもなると指摘されています。

純正の生クリームはホイップしたあと、常温で置いておくとトロッと溶けてきますが、硬化油でつくったホイップクリームは常温でもなかなか型崩れしません。本物の生クリームでつくったケーキに、型崩れするとクレームがつくというから苦笑です。「スイーツ」を日常的に食べている人は、トランス脂肪酸の摂取量が危険領域に入っているかもしれません。

ビタミンKの働きを阻害する硬化油

硬化油は酸化しにくいので、ファストフード店をはじめとする外食チェーン店の揚げ油としてよく利用されています。近年、トランス脂肪酸への不安が高まっているため、その含有量が少ない油へ切り替えるファストフード店も見受けられるようになりました。

フライドチキンやフライドポテト、トンカツ、天ぷらなどの〝見える油〟を警戒する人は多いでしょう。注意を促したいのは、菓子パンの例のように、さまざまな加工食品に入っている〝隠れ油〟です。

硬化油を使った〝隠れ油〟は、ドライフルーツやナッツなどを混ぜたグラノーラ（シリアルの一種）をフライにして乾燥させるために使われたり、ポップコーン、カレーやシチューのルーなど、さまざまな食品に潜んでいます。油なし、水なしで焼ける冷凍餃子には、無着色・無香料のマーガリンが底面に塗ってあります。

パン粉などの衣をすでにつけてある、フライ用の海老やコロッケを利用する人も多いでしょう。白い衣のままだから揚げていないように見えても、実はサッと硬化油で軽く揚げているのです。こうすることにより酸化しにくい硬化油の膜で保護されるので、輸入したとしても劣化しにくいわけです。

トランス脂肪酸が低減されるようになったとしても、硬化油の問題は残ります。

硬化油の製造に使われる大豆油やキャノーラ油（菜種を品種改良したキャノーラ種でつくった植物油）はビタミンK_1が多く含まれますが、その油に水素添加すると還元型ビタミンK_1（ジヒドロ型ビタミンK_1）が生成されます。

ビタミンK_1は体内のさまざまな組織でビタミンK_2に変換され、血液の凝固反応の促進や抑制に関わったり、骨密度を増加させたりといった働きをします。しかし、還元型ビタミンK_1に変換されたビタミンKは、このような生命の維持に欠かせない有用な働きを阻害してしまうほか、発がん性の疑いも報告されています。

乳化油で食パンにしっとり感を出す

総務省の家計調査によると、今やお米よりもパンにお金を使う世帯のほうが多くなっています。日本人の主食となったパンですが、菓子パンに限らず、食パンにも油脂は潜んでいます。

フワフワのソフトな食感が売りの食パンの原材料には、マーガリン、ショートニング、植物油脂の硬化油３点セット入り。しっとり、モチモチした食感を出すために、水分を多く乳化させたファットスプレッドをパン生地に練り込んでいるわけです。

添加物は、硬化油につきものの乳化剤、パン生地をフワフワにするイーストフード、香ばしい香りにする香料、生地の伸びをよくするビタミンＣ。さらに、水分量が多いため日持ち効果のあるｐＨ調整剤を添加していることもあります。１枚当たりの脂質は３・６グラム、トランス脂肪酸は０グラム……。

消費者庁の「トランス脂肪酸の情報開示に関する指針」によると、含有量を自主的に表示する場合、食品１００グラム当たりの飽和脂肪酸が０・１グラム未満、トランス脂肪酸が０・３グラム未満、コレステロールが５ミリグラム未満の場合は、０グラムと表示しても差し支えないとのこと。この辺にカラクリがありそうです。

トランス脂肪酸０だから安心か、硬化油や添加物が複数入っているから買うのをやめるか。それはご自身で判断してほしいと思います。

即席めんの茹で汁は油の塊《かたまり》

〝隠れ油〟の最たるものは、なんといってもインスタント食品の油揚げめんでしょう。

この章の冒頭でも紹介しましたが、インスタントラーメンに限らず、そば、うどん、焼きそばでも、油揚げめんの場合、脂質の量が1食20～30グラム入っているのはザラ。中には、男性が1日に摂取する脂質の目安量に1食で達してしまうものもあります。

油揚げめんがお湯を注いで3分で食べられるのは、「瞬間油熱乾燥法」という方法で製造されているからです。ちなみに、グラノーラもこの方法でつくられています。めんを油で天ぷらのように揚げると、めんの水分が高温の油によって瞬時に沸騰するため、めんに蒸気が抜けた細かい穴が多数できます。そこにお湯を注ぐとあっという間にやわらかくなり、食べごろとなるわけです。

油揚げめんでも使われているのが、硬化油です。もしサラダ油でフライにすると、酸化が早く2週間も持ちません。ですが、硬化油なら飽和脂肪酸ですから長期間、酸化することなく保存ができるわけです。

親子で参加してもらう食育講座に招かれることがあるのですが、そんなとき、よくこんな実験をしてもらいます。

まず、お父さんにインスタント油揚げめんを茹でてもらいます。スープを入れずに、その茹で汁を計量カップに入れて、冷蔵庫へ。講演がそろそろ終わるころ、冷蔵庫から取り出すと、茹で汁の表面は乳白色の油の塊になっています。硬化油なので15度以下になると固形に戻るわけです。

これを目にすると、みんな「うぉー」っと声を上げますね。お父さん、今までこんなトランス脂肪酸入りの油の塊を食べていたんですね。子どもにも食べさせたいですか。

カロリーハーフは体にいいのか

メタボを気にして〝カロリー恐怖症〟になっている人なら、「カロリーハーフ」という売り文句の食品に、つい手が伸びてしまうのではないでしょうか。マーガリン、マヨネーズ、清涼飲料水など、いろいろ出回っていますね。

しかし、これらはみんな、それらしくなるように添加物でアレンジした「もどき」食品です。

飲料については、次の糖分のところで述べますので、ここでは油に関係のある食品について話しましょう。

今でこそ、マーガリンにはトランス脂肪酸が含まれているからと敬遠する人が少なくないですが、一昔前は「動物性脂肪はコレステロールを増やす悪玉、リノール酸が豊富な植物油は善玉」と信じられ、「バターよりマーガリンが健康的」とされていました。

ですが、これはとんでもない間違い。不飽和脂肪酸である液状のリノール酸は、水素添加で全部壊れて飽和脂肪酸である固形油のステアリン酸になるわけですから、マーガリンにリノール酸など残っていないんです。植物性油脂とはいえ、水素添加により、動物性飽和脂肪酸と同じになっています。リノール酸に限らず、オレイン酸、リノレン酸も水素添加することで同じ飽和脂肪酸になります。

マーガリンのトランス脂肪酸の含有量は、内閣府食品安全委員会の資料によると、１００グラム当たり平均３・１３グラム、多いもので12・２グラム。仮に含有量が多いマーガリンを食パンにたっぷり塗って２枚食べると、ＷＨＯが推奨する１日の目安量をあっという間に超えてしまいます。

そのマーガリンのカロリーを半分にしたという商品は、名称がマーガリンではなく「ファットスプレッド」となっているはずです。マーガリンは油脂含有率が80パーセント以上のもの、80パーセント未満のものはファットスプレッドです。英語でFat Spread、文字通り、油を塗って広げるという意味です。

油脂含有率が39パーセントとなっているファットスプレッドの原材料は、食用植物油脂、食用精製加工油脂、ゼラチン、食塩／乳化剤、香料、酸化防止剤（V・C、V・E）、着色料（カロテン）となっています。乳化剤以降が添加物です。

油脂の量を少なくすると水分がその分多くなるので硬さが出ません。そこでゼラチンを加え、油と水を混ぜ合わせる乳化剤、バター風味やそれらしい色を出す香料や着色料を添加しているのです。ちなみに、チョコレート風味や色を添加したのは、チョコスプレッド。子どもたちが「ハマる」味です。

バターもどきにつくられたのがマーガリン、マーガリンもどきなのがファットスプレッド。それぞれ似て非なるものです。バターの代わりにと思って、ファットスプレッドを加熱調理に使うと、分離したり、焦げ付いたりすることがあります。

バターもどきの食品には、チューブやポーション容器に入れた溶かしバター風のものもあります。コレステロールがバターの3分の1と宣伝しているチューブ入りは、名称が「乳等を主原料とする食品」、原材料名には案の定、食用植物油脂と食用精製加工油脂が。ホテルの朝食でよく見かけるポーション容器の「バターソース」は、名称が「油脂加工品」、原材料名には同様に食用植物油脂と食用精製加工油脂が記載されています。

植物油脂入りの食パンにカロリーハーフのファストスプレッドを塗るか、小麦粉、塩、天然酵母だけでつくった本来のパンに本物のバターをちょこっと塗るか。自分のお腹《なか》周りを気にするなら、ご飯にお味噌汁のほうがよいのではとも思います。

マヨネーズもどきの「裏側」

次は、マヨネーズもどきです。

マヨネーズを手づくりしたことはありますか。卵黄、食酢、マスタード、塩、コショウをよく混ぜてから、少しずつ植物油を加えながら攪拌《かくはん》し、トロリとしてきたら完成。市販品とは異なるコクのある味わいです。ただ、気になるのは油の量が、全重量の70〜80パーセントと多いこと。油がそのぐらいの割合でないと、トロリと乳化しないのです。

では、なぜカロリー半分の油の量で、マヨネーズができるのだろうと、素朴な疑問がわきますよね。

国民的人気俳優がＣＭで宣伝しているカロリー半分の「マヨネーズ」の名称は実はマヨネーズではなく、サラダクリーミードレッシング。マヨネーズは食用植物油脂の重量の割合が65パーセント以上という規格ルールがあります。それに対して、サラダクリーミードレッシングは10パーセント以上50パーセント未満のものです。

両方とも卵を使うことが必須条件ですが、卵を使わず、油脂含有率が10パーセント以上のものは、半固体状ドレッシングという名称になります。市販のタルタルソースや卵不使用のマヨネーズ風のものは、この名称になっているはずです。

油の量をカットしつつ、マヨネーズのような粘りやトロミを出し、カロリーを半分にできるのは、それなりの理由があります。そう、添加物が暗躍しているからです。

マヨネーズと比べてカロリー半分のサラダクリーミードレッシングの原材料は、一例として食用植物油脂、卵、醸造酢、食塩、砂糖、香辛料、タンパク加水分解物／増粘剤（キサンタンガム）、調味料（アミノ酸）、香辛料抽出物。増粘剤以下が添加物です。

マヨネーズの固有の粘りは油によるもの。油を半分以下にするとねっとりしたトロミが出ず、クリーム状の軟らかさになります。そのため、糊のような役割をする増粘剤でトロミをつけ、味が薄くならないよう、あの「黄金トリオ」――「塩」「うま味調味料」「タンパク加水分解物」で濃厚なうま味をつくっているのです。

塩分量は、カロリーハーフのほうが同じ食品会社のマヨネーズより若干高め。お値段も高め。マヨネーズ風でカロリー半分と謳う、サラダクリーミードレッシングや半固体状ドレッシングがマヨネーズと名乗らないのは、単に油脂含有率が低いカロリーオフだからというわけではない、「食品の裏側がある」と認識するのはとても大事なことです。

カロリー半分だからと気を許して倍の量使えば、メタボ予備軍には元も子もなし。そのうえ、さまざまな添加物もとってしまうことになります。

サラダ油が認知症の起爆剤に

ここまで、さまざまな加工食品に含まれる植物油脂の健康リスクについて、お話ししてきました。硬化油に加工する過程で発生する、トランス脂肪酸や還元型ビタミンK_1の体へのダメージについても取り上げました。植物油脂のリスクはそれだけでなく、サラダ油がアルツハイマー型認知症を引き起こすという研究を発信している脳科学専門医もいます。

金沢大学附属病院などで要職を歴任された山《やま》嶋《しま》哲《てつ》盛《もり》先生が、家庭や外食、加工食品に多く使われるサラダ油を加熱することで毒性物質が生成され、これがアルツハイマー症の根本原因となっていることを突き止めました。

サラダ油の主成分であるリノール酸が２００度前後に加熱されると、問題の物質であるヒドロキシノネナールが急激に増えます。これが体内に入ると、血液中に取り込まれて拡散し、細胞内に吸収されていきます。ついには脳の神経細胞膜を急速に酸化させ、その結果、神経細胞が死んでしまうというのです。最終的には、脳の「海《かい》馬《ば》」という記憶をつかさどる組織が萎縮し、認知症の発症につながっていきます。

国内外の研究で、アルツハイマー症患者の脳にはヒドロキシノネナールが多いことがわかっているそうです。リノール酸はサラダ油の主原油になる大豆油のほか、コーン油、グレープシード油、綿実油に多く含まれています。また、リノール酸などのオメガ６系の不飽和脂肪酸は、体内で炎症を起こす物質を生成して血栓やがんなどの原因ともなります。

サラダ油は高度に精製された植物油なので、主原油に含まれていたビタミンEは残っていません。サラダ油の利用率が高いアメリカや日本は、ヨーロッパやその他の地域に比べて圧倒的に認知症患者が多く、しかも日本は人口当たりの発症率が高いのです。

山嶋先生は私が指摘してきたように、ありとあらゆる加工食品に紛れ込んでいる〝隠れ油〟にも注意を促しています。

ポテトチップスには危ない物質が盛りだくさん

認知症の代表格であるアルツハイマー症は、65歳以上で発症する割合がグンと高くなります。しかし、自分はまだ40代、50代だからという油断は禁物です。アルツハイマー症は、その多くが40～50代で発病し、長い潜伏期間を経て60歳以降で自覚症状が出て発症するケースが多いのです。潜伏期間中であっても、食生活を改善し適切な治療を行なえば、発症を大幅に遅らせせられることがわかってきました。

植物油脂の多い加工食品や外食を避けるようにしたほうがいいのはいうまでもありませ

んが、高温の油で加熱された食品には特に注意したほうがいいでしょう。アクリルアミドという、ＷＨＯや厚労省が発がん性を認めた物質が含まれている可能性があるからです。

家庭で揚げ物をした後、揚げ油を捨てるのはもったいないと何度も使ってしまうことがあるでしょう。アクリルアミドは油を長時間高温調理したり、再加熱したりする際に発生すると考えられています。

ポテトチップス、フライドポテトなど、ジャガイモを揚げたスナックや料理、ドーナツ、クッキーのように穀類を原材料とする揚げ菓子や焼き菓子などに、特にアクリルアミドが高濃度に含まれています。

「黄金トリオ」、トランス脂肪酸、ヒドロキシノネナール、アクリルアミドと、ポテトチップスは〝悪魔の食べ物〟に見えてきますね。

アクリルアミドの低減化のためにつくられた遺伝子組み換えジャガイモが、２０１７年に内閣府食品安全委員会により、「ヒトの健康を損なう恐れはない」と評価が下されました。そんなジャガイモでつくられたポテトチップスを、子どもに食べさせたいですか。

本当の健康油とは何か

話は少しそれますが、２００９年、私が前著『「安心な食品」の見分け方』をちょうど執筆しているときに、体に脂肪がつきにくいというのが売り文句で「トクホ」マークがついていた食用油が、特定保健用食品の表示許可失効となり、その後、販売中止になりました。

その食用油は、菜種油や大豆油を主原料につくられた植物性加工油脂です。主成分はジアシルグリセロールという合成物質。ジアシルグリセロール自体は、ほとんどの食用油に元々数パーセント含まれているものです。その物質が高濃度に含まれる安全性について、食品安全委員会が発がん性のリスク評価を数年にわたって行なっていました。

その最中《さなか》、今度はその〝健康油〟の製造過程でグリシドール脂肪酸エステルという成分が意図せずに生成され、一般の食用油の最大１８２倍含有されていたことが判明。この副産物である成分が、発がん性が疑われる物質であると問題になったのです。ちなみに、その〝健康油〟には、トランス脂肪酸がほかの食用油より多く含まれていました。

現在も、ほかの食品メーカーの「体に脂肪がつきにくい」とか、「血中コレステロールを下げる」というトクホマークのついた〝健康油〟が人気のようです。どちらも「天然の成分」の働きと強調していますが、偏った油をとることと、原材料にはどちらも食用精製加工油脂と乳化剤が入っているのが心配です。

どこか不自然だとは思いませんか。

「非伝統的なもの」「不自然なもの」「未経験のもの」は食べない。頭の文字をとって「ひふみの法則」。これが私の食生活のルールです。

塩も油も、日々大量に使うわけではないのですから、長い歳月の間、人々が口にしてきた伝統的なつくり方のものを少しずつ使う。原材料名に知らない文字が入っているものには疑問を持つ。そのほうが、「カロリー半分」「コレステロール3分の1」といったものに飛びつくより、ずっと体にいい食生活への近道だと思いますが、いかがでしょうか。

食生活で摂取する油の80パーセントは、「見えない油」からといわれています。つまり、魚、大豆、肉、加工食品などの食材に含まれる油です。どんな油を調理に使っているかを見直すのはいいことですが、この油は健康によいと情報に踊らされるのではなく、どんな食べ物からどんな油をとるかという視点を持つことも大事だと思います。

3 血糖値を急激に上げる糖分の正体

清涼飲料水の常飲で糖尿病の症状に

「とりすぎ三兄弟」の最後は糖分です。

「ペットボトル症候群」が依然、社会問題になっていますね。正式には「ソフトドリンク（清涼飲料水）ケトーシス」と呼ばれますが、糖分の多い清涼飲料水を日常的に飲んでいると、倦怠感《けんたいかん》や無気力、腹痛や嘔吐《おうと》、多尿、のどの渇きといった糖尿病と同じような症状が現れるようになるのです。中には、イライラが募り、突然「キレる」状態を引き起こすことも。

この症候群は中年の糖尿病予備軍や肥満傾向の人だけに起こるのではなく、むしろ清涼飲料水を〝水代わり〟に飲んでいる10〜30代の若者の間で増えているので要注意です。中には、清涼飲料水を１日に２～３リットルも飲む生活をしていた高校生が、突然、意識障害になり病院に運ばれたケースなどもあります。読者の皆さんのお子さんたちは、大丈夫ですか。

「ペットボトル症候群」は日本人に多く、欧米ではあまり見られないそうです。体質の違いにもよるでしょうが、自販機やコンビニで日常的に清涼飲料水を買って飲む、日本人の生活習慣にも原因がありそうです。

本章の最初のほうで述べましたが、清涼飲料水には、びっくりするほどの糖分が入っています。１本５００ミリリットルのコカ・コーラは糖分56・５グラムでスティックシュガー18・８本分、「レモン50個分のビタミンＣ」という清涼飲料水は50・５グラムでスティックシュガー16・８本分、とお伝えしました。

糖分の１日当たりの摂取量は、「体重1キログラム当たり、１日１グラム」が理想だといわれています。実際、ＷＨＯは肥満や虫歯予防の観点からですが、総エネルギー摂取量の10パーセント未満とすることを強く推奨しており、さらに成人で５パーセント未満まで減らすと、より健康増進のために利点があるとしています。

日本人が１日にとる総エネルギー量の平均は約１９００キロカロリーですから、糖分の

清涼飲料水の常飲で「ペットボトル症候群」に

●清涼飲料水の原材料表示（例）

ブドウ糖果糖液糖 ―― 血糖値を上げる

香料
酸味料
ビタミンC
カロチン色素
―― 添加物

●栄養成分表示（100ml当たり）

エネルギー	48kcal
たんぱく質	0g
脂　　質	0g
炭水化物	12g
食塩相当量	0g

炭水化物 12g ―― ほぼ糖類の量

推奨摂取カロリーは１９０キロカロリー未満、摂取量は50グラム未満となります。

体重50キログラムの人であれば、ペットボトルを１本飲むとオーバーしてしまうこともあるわけです。

清涼飲料水に含まれている糖分の量を確認するためには、ボトルの裏側に記載されている「栄養成分表示」の炭水化物の数字を見てください。炭水化物＝糖質＋食物繊維ですが、普通の甘みのある清涼飲料水であれば、食物繊維を加えることはまずありませんから、炭水化物の量が糖分の量と考えてよいでしょう。

なお、糖分は糖類の通称です。（97ページの図参照）

ボトル１本当たりではなく、１００ミリリ

ットル当たりの栄養成分を表示している商品も多いので、５００ミリリットルのボトルなら炭水化物のグラム数を5倍すれば1本飲んだ場合の糖分量がわかります。

栄養成分表示に脂質、食塩相当量だけでなく、砂糖や異性化糖などの糖類の量もわかりやすく入れるべきだと常々思います。そうすれば、糖分が大量に入ったペットボトルを、警戒するようになるでしょうから。

ゼリー飲料1袋の糖分はスティックシュガー15本分

レモン50個分の清涼飲料水の例のように、一見〝体によさそうな〟ドリンクも、気を許してはなりません。

たとえば、スポーツドリンク。多いものでは５００ミリリットル中、スティックシュガー18本分以上の糖分が入っています。「エネルギー・チャージ」で人気のゼリー状飲料は1袋１８０グラムで、なんとスティックシュガー15本分の糖分。野菜ジュースは1缶２００ミリリットルで、スティックシュガー5本分の糖分という具合です。

コーラやジュースの多くは、約10パーセントの糖を含んでいます。缶コーヒーの砂糖の量は、８～10パーセントが普通です。１・５リットルのペットボトルなら１５０グラム、スティックシュガー50本分の砂糖入りですよ。

５００ミリリットル中に50グラム、つまりコップ約半分弱の量が入った砂糖水は、甘すぎて飲める代物ではありません。

砂糖は羊羹《ようかん》、甘納豆、甘露煮といった日本の伝統食品になくてはならないものです。砂糖によって保存性も高まり、食べると甘みが直接、舌に伝わります。大量に食べられるものではなく、ちょこっといただくようにつくられているのがミソです。

一方、清涼飲料水の糖分は、「異性化糖」という液体が利用されています。アイスコーヒーについてくるシロップです。

異性化糖は、コーンスターチなどの安いデンプンを原料にしてつくったブドウ糖と果糖の混合物です。コーンスターチの原料は、アメリカなどからの遺伝子組み換えトウモロコシがほとんどといっていいでしょう。ブドウ糖が多いと「ブドウ糖果糖液糖」、果糖が多いと「果糖ブドウ糖液糖」と原材料名に表示されます。

砂糖の甘みと比べて、異性化糖の甘みは重く感じません。炭酸水で溶かして添加物の酸味料や香料でアレンジすれば、後味もさわやかな〝清涼〟飲料に変わり、〝おいしく〟飲めてしまう。舌に感じる甘みの〝舌感糖度〟が麻痺してしまうのです。

　酸味料はすっきりした味にするため、クエン酸、リンゴ酸、フマル酸など、酸味の強いものを複数入れているはずです。それに、ビタミンCの粉末を1グラム溶かすと、レモン50個分のビタミンCとなるわけです。本物のレモン1個には、ビタミンCは0・02グラムしか入っていません。だから、1グラムのビタミンCを添加すれば、レモン50個分といえてしまうのです。けっして、レモン果汁がたっぷり入っているわけではありません。ヘルシーなイメージを宣伝するための、数字のカラクリですね。

　以前、歯科医師会の先生方から聞いたショッキングな話があります。炭酸入りの清涼飲料水を水代わりに飲んでいる子どもたちの間に、歯磨きをしているにもかかわらず、歯のエナメル質が溶ける酸《さん》蝕《しょく》歯《し》が多発しているそうです。

　考えられるのは、酸性度の高い酸味料が入った炭酸飲料水を常飲していると、歯と歯の間に酸がたまったままになり、歯を溶かしてしまうことです。歯磨きで虫歯菌や乳酸菌の栄養源となるブドウ糖は取り除いたとしても、日常的に酸に歯が長い時間さらされていると酸蝕歯になりやすいのです。

フルーツジュースで糖尿病リスクが上昇

「ペットボトル症候群」に陥るのは、前述の異性化糖が急激に血糖値を上げてしまうからです。

古来、日本人はお米から、体のエネルギーに不可欠な炭水化物＝糖質をとってきました。ご飯の主成分であるデンプンは、多糖類で分子量が大きいために吸収されにくく、消化器官の中でゆっくりと消化・分解されてブドウ糖に変わり、エネルギー源となります。ですので、ご飯を食べて血糖値が急激に上昇することはありません。

健康な人なら、ご飯を食べた場合は、食後、1時間半ぐらいかけて徐々に血糖値が上がり、その後はだんだんと下がっていきます。ところが、異性化糖は果糖、ブドウ糖といった、これ以上分解できない単糖類で、体内への吸収が早いのです。

ところで、フルーツジュースや野菜ジュースは健康的なイメージがありますが、単糖類が多く含まれており、血糖値を一気に上げてしまうのは異性化糖を入れた清涼飲料水と何ら変わりはありません。

フルーツジュースの多くは、２００ミリリットルのパックであれば糖質が20グラム以上含まれています。野菜ジュースも同様で、２００ミリリットルのパックで10～20グラム摂取することになります。

実際、ハーバード公衆衛生大学院が、18万７０００人以上を24年間、追跡調査したところ、フルーツジュースを毎日飲む人は、糖尿病リスクが21パーセント上昇したそうです。逆に、フルーツジュースの代わりに、果物をそのまま食べるように変更すると、糖尿病のリスクが低下することが明らかになりました。野菜ジュースでも同様の調査結果が出ています。

同じ果糖でも果物に含まれる果糖は、食物繊維などの作用でゆっくりと吸収され、一緒にビタミン類も摂取できます。

フルーツジュースや野菜ジュースは、けっして果物や野菜の代わりにはならないのです。

異性化糖は血糖値急上昇と低血糖の元凶

糖尿病専門医で、『医者が教える食事術　最強の教科書』（ダイヤモンド社）というベストセラーの著者、牧《まき》田《た》善《ぜん》二《じ》先生によると、清涼飲料水から液体の糖質、すなわち異性化糖をとると、一気に血糖値がはね上がり、30分後にはピークに達してしまうそうです。健康な人でも１４０mg／dLぐらいまで上がってしまうとのこと。

ちなみに、ご自身の血糖値が正常かどうかは、健康診断で調べる空腹時血糖値をチェックしてください。日本糖尿病学会が定めている正常値は１００mg／dL未満、正常高値は１１０mg／dL未満です。

血糖値がグンと上昇すると、ドーパミンというホルモンが分泌されます。〝快感ホルモン〟と呼ばれており、ハイな気分にさせたり、至福感を感じさせたりします。ビジネスマンが出勤するなり缶コーヒーを飲み干して、「やる気スイッチ」をオンにするのも、スイーツビュッフェで食べ放題を満喫した女性が幸せ気分になるのも、ドーパミンのなせる業ではないでしょうか。

さて、血糖値の急上昇という異変を察知した脳は、今度は慌てて血糖をコントロールする膵《すい》臓《ぞう》に指令を出し、大量のインスリンというホルモンを放出させます。インスリンの働きによって糖分が吸収されると、今度は血糖値が一気に下降し、低血糖状態になるのです。

この低血糖状態が、無気力、倦怠感、眠気などを引き起こすとされています。そして、低血糖状態に陥ると、副腎からアドレナリンという血糖量を高める働きをするホルモンが分泌されます。そう、〝戦うホルモン〟とか、〝攻撃ホルモン〟などと呼ばれているものですね。興奮したときに血圧を上げるホルモンでもあります。このホルモンが過剰に分泌されると、〝キレる〟状態になりやすいといわれています。

清涼飲料水や菓子類を日常的に食べ続けることで陥る低血糖症は、糖尿病とならんで健康問題になっています。

肥満、無気力を引き起こす〝悪のスパイラル〟

糖分が多い清涼飲料水の怖いところは、なかなか断ち切れない〝中毒〟になってしまうことです。

糖分の過剰摂取で高血糖状態になると、ブドウ糖が尿中に排泄される際に水分も一緒に出て行ってしまうため、オシッコの量が増え、体の水分が不足し、のどが渇くようになります。

のどが渇いたからといって、また糖分たっぷりの清涼飲料水を飲むと、さらに血糖値が急激に上がり、一時的にハイな気分となり満足感を得られます。そして、尿量が増え、のどが渇き、血糖値が下がり、イライラし、再び清涼飲料水を飲むという〝悪のスパイラル〟に陥ります。

その結果、血糖値をコントロールするインスリンの働きが間に合わなくなり、ケトンと呼ばれる毒性を持った代謝成分が血液中に発生、「ペットボトル症候群」を発症し、無気力や倦怠感といった糖尿病と同じような状態に陥ってしまうのです。

糖尿病が疑われる人は年々増加しており、厚生労働省が実施した２０１６年の「国民健康・栄養調査」では、１０００万人に上りました。糖尿病予備群も１０００万人です。双方合わせると、成人の４人に１人は、糖尿病が疑われる、あるいはその予備軍ということになります。

糖尿病とも関係する肥満度はＢＭＩという指数で表していますが、肥満とされる指数25を超える割合は男性で31・３パーセント、女性で20・６パーセント。特に男性の40代で34・６パーセント、50代で36・５パーセントと、３人に１人以上が肥満です。

牧田先生は、脂っこい料理を食べるから体の脂肪が増えて肥満になるというのではなく、

「肥満は血糖値が上がることで起きる」とおっしゃいます。糖質を過剰摂取して血糖値が上がり、インスリンが処理できる限界を超えると、ブドウ糖が「使われなかったエネルギー」として余り、それが中性脂肪となって蓄積されていくとのことです。

異性化糖、果糖ブドウ糖液糖といった液体の糖分は、清涼飲料水だけでなく、ジャム、プリン、ゼリーなどの多くの甘みのある食品にも、たっぷり使われています。原材料名をよくチェックして、液体の糖分はできるだけシャットアウトする。これがメタボにならない、最善の方策です。

添加物が暗躍する「糖質オフ」

「糖質制限ダイエット」ブームが続いているからか、健康志向の高まりからか、巷《ちまた》のスーパーやコンビニには、「糖質オフ」「糖質ゼロ」と宣伝する食品が所狭しと並べられています。糖質とは、炭水化物から食物繊維を除いたもの。デンプンや砂糖・異性化糖などの糖類のことです。

清涼飲料水だけでなく、即席めん、菓子パン、チョコにも「糖質オフ」の文字。そこまでして、食べたいかなぁ。みりん風調味料、めんつゆ、ミートソースも「糖質オフ」。添加物がてんこ盛りだろうなぁ、などと思いながら眺めています。

これらの「食品の裏側」を見てみましょう。原材料名に共通して入っているものがあります。

人工甘味料です。代表的なのが、アスパルテーム、スクラロース、アセスルファムカリウムです。これらは砂糖の約２００〜６００倍の甘さがあり、カロリーがゼロかほとんどありません。

最近は、前述の３つよりも桁違いの甘さを感じさせる人工甘味料も利用されるようになりました。砂糖の約７０００〜１万３０００倍の甘さのあるネオテーム、約１万４０００〜４万８０００倍の甘さのあるアドバンテームです。ジュース、ゼリーなどのほか、減塩即席めんや糖質ゼロと謳うハムやベーコンにも使われています。

ここで甘味料の分類について、簡単に整理しておきましょう。

甘味料は、糖質系と非糖質系に大別できます。糖質系は砂糖、異性化液糖などのデンプン由来のものと、糖質に水素を添加し化学的に安定させた糖アルコール、その他のオリゴ

糖質と糖類の違いとは

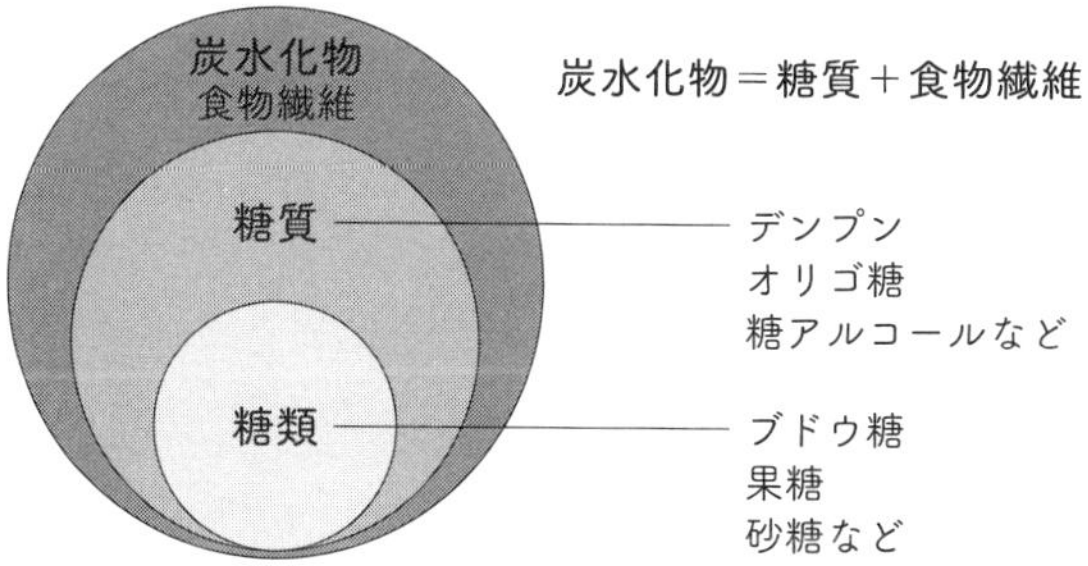

「糖質」は、炭水化物から食物繊維を除いたもので、デンプン・オリゴ糖などの多糖類や糖アルコールなど。「糖類」は、糖質のうちブドウ糖、果糖、砂糖などの単糖類・二糖類の総称。糖類はカロリー源となるだけではなく、摂取すると血糖値を上昇させる。

糖や乳糖などに分類されます。糖アルコールは、チューインガムによく使われるキシリトール、羊羹などに使われるソルビトールなどは添加物扱いですが、還元水飴など食品扱いのものもあります。

非糖質系は、天然甘味料と人工甘味料でどちらも添加物です。天然甘味料は飲料、漬物、菓子などに幅広く利用されるステビアや甘草（カンゾウ抽出物）などで、天然由来の植物の葉などを加工してつくったもの。一方、糖質オフ食品や飲料に頻繁に使われる高甘味度を持つ人工甘味料は、人工的に化学合成してつくった添加物です。

さて、塩分50パーセントカットとパッケージにある即席カップめんをチェックしてみると、アドバンテーム、アセスルファムカリウム、スクラロースと3種の人工甘味料が入っていました。〝だしの旨みで減塩〟というキャッチコピーがついていますが、原材料名には食塩、調味料（アミノ酸等）、タンパク加水分解物と「黄金トリオ」がちゃんと並んでいます。

推察するに、塩を減らした分、濃いうま味が感じにくくなるので、甘味料を入れて全体の味をまろやかにしようとしたのでしょう。油揚げめんに使われたパーム油の植物油脂、強いうま味を引き出す酵母エキスのほか、添加物は少なくても20種類は加えられています。

糖質ゼロのハムに入っていたのは、アセスルファムカリウム、スクラロース、ネオテーム。これは、本来はハムやベーコンをつくる際に使う砂糖の代わりに、人工甘味料で代替したためです。

このハムも、うま味調味料、リン酸塩、酸化防止剤、発色剤、着色料など、やはり添加物だらけ。減塩、糖質ゼロなどの文字に惹かれても、手首をくるっと返して「食品の裏側」を見て、原材料を確かめるのは本当に大事です。

人工甘味料で体重増、血糖値上昇、メタボ悪化

　ヘルシーな印象を与える低糖質食品ですが、砂糖の代わりに使用されている人工甘味料については、健康への影響がすでに指摘されています。カロリーゼロ、糖質ゼロの甘味料が肥満や糖尿病の予防につながるどころか、逆にリスクを高めてしまうというのです。

　２０１４年には、イスラエルのワイツマン科学研究所のチームが、サッカリン、アスパルテーム、スクラロースの３種の人工甘味料を検証したところ、それらが腸内細菌に影響を与えてバランスを乱し、血糖値レベルを引き上げ、肥満や糖尿病のリスクを高める可能性があることを、イギリスの科学誌『ネイチャー』に発表しています。

　２０１６年には、マサチューセッツ総合病院の研究チームが、カロリーゼロであるアスパルテームを摂取すると、なぜ逆に体重が増えたり、メタボリック症候群が悪化したりするのか、という謎を解明しました。

　この研究では実験用マウスを、高脂肪の食事を与えながらアスパルテーム入りの水を飲むグループと、通常の水を飲むグループに分けました。すると、18週間の実験期間の終わりに、アスパルテーム入りの水を飲んだマウスは、通常の水を飲んでいたマウスよりも体

重が増え、高血圧や血糖値の上昇などの症状が目立ちました。

一方、通常の食事を与えた別のグループは、アスパルテーム入りの水を飲んでも、通常の水を飲んでも、体重の変動の差はなかったそうです。

研究チームは、アスパルテームが体内で分解・代謝されるときにできるフェニルアラニンという物質が、小腸の中で肥満を予防する働きをしている酵素を阻害してしまうことを発見。さらには、炎症性タンパクの血中濃度を高くし、メタボリック症候群を加速させる危険性があると考察しています。

アスパルテームは普及率世界一の人工甘味料で、世界で6000種類以上の製品に、日本でも糖質オフ食品、ダイエット飲料、チューインガムなど、600品目以上に使われています。「パルスイート」もそうです。

ダイエット効果がある、体にいいと信じて、「糖質オフ」を愛飲していた人、それでも飲み続けたいですか。

腎機能低下、脳卒中、抑うつ症、甘み依存症のリスクも

前述の研究以前にも、欧米の研究機関で人工甘味料に関するさまざまな疫学調査が行なわれてきました。

たとえば、ワシントン大学の研究者たちが、スクラロース入りの飲料を食事の際に飲んだ場合、水を飲んだときよりも血糖値が上がり、インスリンの分泌量が２割も増えたことを報告しています。

血糖値が上がることが多くなり、インスリンが多く放出される状態が続くと、ブドウ糖を処理する能力が低下し、インスリンの分泌器官である膵臓に負担がかかります。こうして、糖尿病を発症する危険性が大きくなるのです。糖質のない人工甘味料であっても、「ペットボトル症候群」と同じように血糖値とインスリン分泌量がおかしくなってしまうとは驚きです。

ほかにも、ハーバード大学やコロンビア大学の研究で、人工甘味料入りの飲料を常飲している人に、メタボリック症候群、糖尿病のみならず、腎臓機能低下、脳卒中、心筋梗塞の発症リスクもかなり高まるという結果が報告されています。

それだけではありません。以前、対談をさせていただいたことがある、ハーバード大学で肥満や老化に関する研究に従事してきた医師、大《おお》西《にし》睦《むつ》子《こ》先生は、著書『カロリーゼロにだまされるな』（ダイヤモンド社）の中でアスパルテームの分解・代謝産物であるフェニルアラニンは、ドーパミンやセロトニンといった脳内ホルモン（神経伝達物質）をつくる働きも妨害し、その結果、うつ症状や不眠などの症状が現れると指摘しています。

フェニルアラニンは食事から摂取しなければならない必須アミノ酸の一つで、タンパク質が豊富な食品に含まれています。アスパルテームの製造メーカーが、フェニルアラニンとアスパラギン酸を化学合成させ、アミノ酸からつくられた甘味料と説明しているゆえんです。しかし、アスパルテームの過剰摂取によりフェニルアラニンが増えると、脳内のホルモンバランスを崩してしまうのです。

さらにやっかいなのは、人工甘味料の甘みに慣れてしまうと、無性に甘いものが欲しくなる「人工甘味料依存症」に陥る危険性があることです。仕事中、デスクの上に常にカロリーゼロの炭酸飲料を置いている人が、あなたの周りにもいるのではないでしょうか。

ダイエットコーラを飲んでみるとわかりますが、人工甘味料には後を引くような甘みがあります。アスパルテームやアセスルファムカリウムは独特の後味や雑味があるので、比較的、砂糖に近い味のスクラロースと一緒に使うことが多くなっています。ちなみに、砂糖からつくられたと謳うスクラロースは、砂糖に塩素ガスを反応させてつくった甘味料です。

甘みを感じたとき、脳はドーパミンを放出して快感を与えますが、それが日常的になると人工甘味料の甘みが切れたとき禁断症状のようになり、もっと欲しくなるという〝中毒〟状態になってしまうのです。ここまで来ると、人工甘味料による「ペットボトル症候群」といえます。

発がん性が何度も疑われたサッカリン

化学合成によりつくられた人工甘味料は、食品衛生法に基づき、厚生労働省が安全性と有効性を確認して指定する「指定添加物」に該当します。しかし、その安全性について、今まで二転三転した人工甘味料があります。

それは世界で最も歴史が古い人工甘味料、サッカリン。ピンク色の小さな袋に入ったスイートンロー（Sweet'n Low）という〝カロリーフリー・シュガー〟を、ひと昔前の喫茶店でよく見かけたことはありませんか。あれが、サッカリンです。

日本は敗戦後、砂糖の産地であった台湾や沖縄を失い、その影響で砂糖の流通量が極端に落ち込んでいた１９４７年、砂糖の２００〜７００倍の甘さのサッカリンを甘味料として食品加工に使うことが正式に認可されました。サッカリン自体は昭和初期に輸入され、安価な甘味料としてラムネに使われ、大流行しました。

１９６０年代、サッカリンの使用が急増している最中、発がん性が疑われる研究報告が発表されると世界中で論争が巻き起こりました。70年代初めに、アメリカはサッカリンの安全性が認められる添加物としての指定を解除、それを受けて日本でも食品への使用が禁止されました。

ところが、１カ月半後に１日の許容摂取量の制限つきで再認可、その後、カナダで禁止されると日本でも禁止になり、その後また復活し現在に至っています。世界で何度も安全性の研究が繰り返されてきたので、サッカリンは「人工甘味料で世界的に最も安全性に関してのデータがある」といわれています。

発がん性の疑念が蒸し返されてきたためか、サッカリンは食品に使用されることが少なくなり、アスパルテーム、スクラロース、アセスルファムカリウムといった高甘味料に取って代わられるようになりました。それでも、日本では歯磨き粉や漬物のうま味を引き立てる甘味料として今でもよく見受けられます。

サッカリンと同年に認可されたズルチンや、その9年後に認可されたチクロという人工甘味料は、その後、発がん性などの問題のためどちらも使用禁止となっています。

私が常々主張していることですが、添加物の安全性は３世代、約１００年程度の経過を見ないとわかりません。親が摂取したことにより、子ども世代へは影響が出ないように見えても、孫世代に何かしらの問題が生じるかもしれません。

アスパルテームが認可されてから40年弱、スクラロースは約20年、アセスルファムカリウム、ネオテーム、アドバンテームが認可されたのは、２０００年代に入ってからです。

説明してきたように、血糖値や脳内ホルモンのバランスを崩すなど、すでにさまざまな問題が指摘されています。

「非伝統的なもの」「不自然なもの」「未経験のもの」は避けるという「ひふみの法則」を、ここでも思い出してください。

三温糖が白砂糖より健康的はウソ

液状の異性化糖も添加物の甘味料にも要注意。では、砂糖はどうなの？　と疑問に思うでしょう。

砂糖も塩と同様、さまざまな種類が出回っています。「白い砂糖は漂白している」「白い砂糖より三温糖のほうが健康にいい」なんていう誤解も、流布しているようです。

砂糖がサトウキビやテン菜（ビート）からつくられるのは、ご存じだと思います。サトウキビでつくる場合、搾り汁を煮詰めて結晶化していくと、黒砂糖→三温糖→白砂糖に変化し、最後に純度１００パーセントのグラニュー糖になると勘違いしている人が多いのですが、これは誤りです。

白砂糖も三温糖も、精製された砂糖です。現在、多くの砂糖メーカーは、原料糖と呼ばれる、サトウキビの搾り汁から結晶化しにくい糖蜜を取り除いた「分蜜糖」を輸入し、国内の工場でさまざまな種類の精製糖に加工しています。

砂糖工場では、原料糖を溶かして色素や不純物を除き、純度の高い砂糖の結晶をつくります。結晶が大きいのが白《しろ》双《ざら》糖《とう》。これは家庭用ではなく、高級菓子などの業務用の砂糖です。結晶が小さいのがグラニュー糖。さらに小さくて液糖でしっとりさせたのが、家庭でおなじみの上白糖、つまり白砂糖です。白双糖にカラメル色素で着色したのが、中《ちゅう》双《ざら》糖《とう》です。スーパーで売られている「ザラメ」ですね。

こう説明すると、「あの茶色のザラメって、着色しているんですか⁉」と、よく驚かれます。原材料名を見ると、「原料糖、カラメル（着色料）」となっているはずですよ。

実際、茶色いザラメを茶こしに入れてコップを下に置き、上から水を注ぐと、ザラメは透明に、コップの水は紅茶色になります。この紅茶色がカラメル色素の色です。

さて、砂糖工場でこれらの白い砂糖をつくったとき、残った糖液にはまだ糖分が多量に残っています。これを再び煮詰めて、結晶を取り出す工程を繰り返します。このような工程を続けることで、糖液に茶色い色がついていきます。これがベージュ色の砂糖、三温糖です。

砂糖に含まれるミネラル分という点では、グラニュー糖や上白糖がほとんどゼロに近い割合であるのに対し、三温糖は約0・25パーセントとほんの少しだけミネラルを多く含んでいるのは事実。しかし、大さじ1杯（9グラム）中の量に直すと、わずか0・02グラムにすぎません。

三温糖は白砂糖よりコクがあるように感じるのは、砂糖以外の糖が多いのと、ショ糖が分解してできたブドウ糖と果糖が増えるため。三温糖がミネラル豊富で、白砂糖より健康的というにはかなり無理があります。

また、市販されている三温糖の原材料名には、「原料糖」だけのものと「原料糖、カラメル色素」というものがあります。前者は糖液を煮詰める段階でカラメル化したもの、後者はさらに着色料を添加したものです。三温糖の色ムラを整えてきれいに見せるために、着色料を添加することもあるようです。さらに、上白糖をカラメル色素で着色した三温糖も市場に出回っています。原料糖から段階的につくられた本来の三温糖は、なかなかお目にかからないのが現状です。

「食品の裏側」にはいろんな〝工夫〟がされているものですね。

料理で砂糖を使い分ける

砂糖は大きく分けると、「精製された砂糖」と「完全に精製されていない砂糖」の2種類があります。

精製された砂糖は前述した白砂糖、グラニュー糖、三温糖などで、原料糖と呼ばれる糖蜜を取り除いた分蜜糖からつくったもの。一方、精製されていない砂糖は、サトウキビの搾り汁の蜜の成分を結晶と分離せずに、そのまま残した含蜜糖からつくったものです。黒砂糖、きび糖、赤糖などが含蜜糖の仲間です。含蜜糖の原材料名は、原料糖ではなく、たとえばきび糖の場合は、「さとうきび（種子島産）」などとなっています。

精製された砂糖のほうがはっきりとした甘みを感じますが、含蜜糖は、麦芽糖、オリゴ糖、ブドウ糖などが残されており、味わいにコクがありやさしい甘さが特徴です。

ここで主な含蜜糖の特徴を紹介しておきましょう。

黒砂糖は、サトウキビの搾り汁をそのまま煮詰めて砂糖にしたもの。濃厚な甘さと強い風味が特徴です。精製されていないため含蜜糖の中でもミネラル分が多く、独特の風味を楽しむことができます。

きび糖は、サトウキビの搾り汁を煮詰めて液晶化した後、不純物を取り除いたものです。きび糖には明確な表示基準がないため、きび糖という名称であっても、メーカーによっては100パーセント含蜜糖を使っているのでなく、原料糖を配合したり、ある程度の分蜜を加えているものもあります。きび糖は雑味が少なくコクがあるので、煮物料理に活用できます。

赤糖はサトウキビの原料糖と糖蜜をブレンドし、不純物を除去した後に、粉末化した赤茶色の砂糖です。スパイシーな中華料理、煮込み料理の隠し味などに使うことで味に深みが生まれます。また、煮魚に使うと魚の生臭みを抑えることができます。

補足ですが、テン菜、砂糖大根、ビートと呼ばれる野菜を原料にした砂糖もあります。てんさい糖と呼ばれ、国内では、北海道で生産されています。白い根っこの部分を粉砕し、煮出すことで甘味成分を抽出します。オリゴ糖を含み、あっさりとした甘みで、料理全般に使えます。テン菜を原料とした砂糖は、含蜜糖のほか、グラニュー糖（ビートグラニュー糖）や上白糖などの精製糖にも加工されます。

砂糖はあくまでも嗜好品です。精製糖と比べ、含蜜糖はミネラルがあるからといっても、含有量が多い黒砂糖でも大さじ1杯当たりミネラル分は0・13グラムほど。また、三温糖の例のように、色のついている砂糖のほうが健康にいいというのはナンセンス。体にいいのはこの砂糖という考え方ではなく、料理によって、砂糖の味わいを上手に使い分けるのがいいと思います。

第 2 章

健康を守る食品の選び方

添加物が食に関する不安の1位

食の安心・安全意識が高まる中で、依然として食品添加物に不安を感じている人が多いようです。

東京都の調査では、食に関する不安のうち最も多かったのが食品添加物と輸入食品で、ともに68・9パーセントの人が不安要因として挙げています（平成26年　食の安全に関する消費者意識と消費行動調査）。

食のリスクというのは、もちろん添加物だけではありません。加熱不十分な肉、魚介類、農産物のカビ毒……、手づくりの食事であっても調理法など、食品の取り扱いを間違えると、食中毒といった健康被害に直結します。

たとえば、カレーやシチューなどトロミのつく料理を、食べる日の前日に大鍋で加熱調理した後、室温で置いたままにしておいたために増殖したウェルシュ菌による食中毒。鶏肉の刺身やバーベキューで肉を生焼きのまま食べてしまい発生する、カンピロバクターという細菌による食中毒。この2つの細菌による食中毒は、イベントなどで集団発生する事例も多く見られます。

原因がはっきりしている食中毒とちがい、添加物に不安を感じるのは、とり続けると将来、がんに罹《かか》りやすくなってしまうのではないかなどといった、漠然としたイメージがあるからではないでしょうか。

そのような不安を払拭するためには、添加物は何のためにあるのか、そのことを理解しておく必要があります。ここからは添加物がどのように使われているのかなどの現状を織り交ぜながら、添加物とどう上手に付き合っていけばよいかを、お話ししていきたいと思います。

添加物の安全性とは

「この添加物は安全ですか」「発がん性がある添加物はどれですか」――。

加工食品を製造する舞台裏を描き、添加物の現状を訴えた拙著『食品の裏側』（東洋経済新報社）が大反響を呼んで以来、多くの人からこのような質問を繰り返し受けてきました。

そんなとき、「安全かどうかは、ネズミに聞いてみてよ」と冗談めかして応えることもあります。

食品添加物の安全性は、マウスやラットなどの動物実験のデータがベースになっているからです。動物実験で有害作用が何も認められない用量のレベルを算出し、それを基に動物と人間との差や子どもなどの個人差を考慮して、許容一日摂取量を算出します。許容一日摂取量はＡＤＩ（Acceptable Daily Intake）と呼ばれ、人が毎日一生涯摂取し続けても、健康への悪影響がないと推定される1日当たりの摂取量です。

厚生労働省は、添加物の安全性について食品安全委員会による評価を受け、このＡＤＩを基に、対象食品や使用量などの使用の基準を定めたうえで、使用を認めています。

このように、日本で流通する食品に使われている添加物は、国がその安全性を認定しているわけです。週刊誌の記事で、「添加物まみれ！　食べてはいけない危ない食品」などと特集すると、添加物を擁護《ようご》する先生方は、添加物のリスクは「ある」「なし」ではなく、毒か毒でないかは摂取量で考えなければならないといいます。

確かにそうでしょう。ただし、私は「これだけの量を摂取しなければ、影響は出ない」と主張するやり方には、常々疑問を抱かざるをえません。

たとえば、食品の腐敗を防ぐ保存料として、ハムやソーセージ、かまぼこやちくわなどに使われているソルビン酸。ＡＤＩ値が定められ、食品ごとにさらに厳しく使用量が制限されている指定添加物です。〝保存料無添加〟とパッケージに記載された加工食品をよく見かけるように、嫌われものの添加物の一つです。

添加物擁護派は、ソルビン酸の許容一日摂取量であるＡＤＩ値に達するには、ハムなら1日に１２０枚以上、小ぶりのソーセージなら1日に50本以上食べなければならない、だから非現実的でありえないといいます。私からしてみれば、これは単なる言いがかり、ＡＤＩ値を過信した数字遊びにすぎません。

ＡＤＩ値は通常、動物実験で算出した有害な作用を示さない無毒性量に安全係数として１００分の1を掛けます。これは、人と動物の差を10分の1、人の個人差を10分の1とした数字です。基準を定めるには何かしらの数値が必要で、ＡＤＩ値はそのための〝参考値〟だと思います。それを基に食品の量に単純計算して、ハムを1日１２０枚以上も食べ続けない限り、「食べてはいけない量」に達しないから安全だという説明は、屁理屈に聞こえます。

そもそも、ＡＤＩ値が定められている添加物は、摂取を制限しなければならない要因があるもの。そのような添加物を基準値以内だからと、お構いなしに毎日とり続けること自体に、読者の皆さんは抵抗を感じませんか。

欧州食品安全機関がリン酸塩を問題提起

欧州食品安全機関（ＥＦＳＡ）は、食品添加物であるリン酸塩の科学的な再評価を行ない、２０１９年６月に、リンとしてのＡＤＩを１日体重１キログラム当たり、40ミリグラムにすると発表しました。

リン酸塩も〝危ない添加物〟として、40年間くすぶり続けている添加物です。ハムやソーセージなどの加工肉の結着剤、プロセスチーズの乳化剤、保存効果を高めるｐＨ調整剤として、さまざまな加工食品に使われています。

リン自体は体に必要な必須ミネラルで、豆類、魚、焼き海苔《のり》をはじめ、幅広い食品に含まれています。しかし、過剰に摂取するとカルシウムの吸収を阻害し、腎機能が低下するなどの健康被害があるとされています。そのため、大手コンビニの中には、消費者の危惧を受けて、自社製品のハムやソーセージなどには、リン酸塩は添加していないとアピールしているところもあります（ハムがチョコッと入っているサンドイッチをリン酸塩ナシと自慢しても、何十種類も入っているほかの添加物はどうなんだ、と横やりを入れたくもなりますが……）。

添加物の安全性評価を行なっている、国連の食糧農業機関（ＦＡＯ）と世界保健機関（ＷＨＯ）の合同食品添加物専門家会議（ＪＥＣＦＡ）では、リン酸塩としてのリンのように必須栄養素であり、かつ食品の中に必ず存在する成分については、ＡＤＩではなく、最大耐容一日摂取量であるＭＴＤＩ（Maximum Tolerable Daily Intake）という用語を使います。

ＡＤＩは食品の生産・製造過程で意図的に使用される添加物や農薬に使用され、ＭＴＤＩは意図的に使用していないのに食品中に存在する物質に使われるということです。どちらも、摂取し続けても健康への悪影響がないと推定される、１日当たりの体重１キログラムについての物質量（㎎／㎏／日）で示されます。

ＪＥＣＦＡが設定しているリンのＭＴＤＩは70㎎／㎏／日、それをＥＦＳＡは、リンが腎障害を誘発する科学的な根拠に基づき、ＡＤＩとして40㎎／㎏／日を導き出したのです。体重50キログラムの人なら、ＭＴＤＩで１日３５００ミリグラムだったところが、ＡＤＩでは１日２０００ミリグラムになります。

このように公的な機関によって添加物の再評価が行なわれ、数値が変わることもあるわけです。

ＥＦＳＡは、この数値は健康な成人に向けての値であり、乳幼児や小児、リン酸塩の多い飲食物を摂取しがちな青少年のケースでは、実際の摂取量がこのＡＤＩを超えている可能性があると指摘しています。さらに、ＥＦＳＡは、ただちに健康への影響が出るわけではないが、リン酸塩の食品への添加を減らすように食品会社に推奨しています。

添加物の隠れ蓑《みの》となる「一括表示」

厚生労働省が５年ごとに発表している「日本人の食事摂取基準」では、健康への悪影響が否定できないリンの耐容上限量は、成人で１日当たり３０００ミリグラムです。添加物擁護派は、リンに関してもこの数字をいじくりまわして、小ぶりのソーセージなら１日に60本食べなければならないなどといっています。

このような話を聞くにつけ、むなしくなります。人には年齢や体質などの個人差があり、

食品添加物の一括表示の例

表示される一括名	目的と効果	食品添加物例
イーストフード	パンのイーストの発酵をよくする	塩化アンモニウム、硫酸カルシウム、塩化マグネシウム、臭素酸カリウムなど
かんすい	中華めんの食感、風味を出す	炭酸カリウム、炭酸ナトリウム、ポリリン酸ナトリウムなど
香料	食品にいろいろな香りをつける	イソ吉草酸エチル、ギ酸イソアミル、バニリンなど
調味料	食品にうま味などを与え、味を調える	グルタミン酸ナトリウム、L-アスパラギン酸ナトリウム、5′-イノシン酸二ナトリウム、コハク酸二ナトリウムなど
乳化剤	水と油を均一に混ぜ合わせる	グリセリン脂肪酸エステル、カゼインナトリウム、植物レシチンなど
pH調整剤	食品のpHを調整し、変色・変質を抑える	クエン酸、リンゴ酸、酢酸ナトリウムなど
膨張剤	まんじゅうやケーキなどをふっくらさせる	炭酸水素ナトリウム、塩化アンモニウム、酒石酸水素カリウムなど
酵素	チーズや水飴の製造や品質の向上に使う	アミラーゼ、ペプシン、プロテアーゼなど
ガムベース	チューインガムの基材に用いる	酢酸ビニル、エステルガム、チクルなど
軟化剤	チューインガムのやわらかさを保つ	グリセリン、プロピレングリコール、ソルビトールなど
凝固剤	豆腐をつくるときに豆乳を固める	塩化カルシウム、塩化マグネシウム、グルコノデルタラクトンなど
酸味料	食品に酸味を与える	クエン酸、乳酸、酢酸、アジピン酸など
光沢剤	菓子などのコーティング	シェラック、モクロウ、ミツロウなど
苦《く》味《み》剤	食品に苦味を与える	イソアルファー苦味酸、カフェイン(抽出物)、ホップ抽出物など

腎機能に注意しなければならない人もいます。上限量を超えることはありえないから添加物を気にする必要はないという考え方ではなく、なるべく摂取しないようにするというスタンスのほうが賢明だと私は思います。

現に、「日本人の食事摂取基準」の２０２０年版では、以下のように記載されています。

「リンは多くの食品に含まれており、通常の食事では不足や欠乏することはない。一方、食品添加物として多くのリンが用いられており、国民健康・栄養調査などの報告値よりも多くのリンを摂取していることも考えられる。慢性腎臓病（ＣＫＤ）ではリン摂取の制限も考慮されている。したがって、不足や欠乏の予防よりも、過剰摂取の回避が重要といえる」

また、リンの摂取状況については、「加工食品などでは食品添加物としてのリンの使用も多いが、使用量の表示義務がなく、摂取量に対する食品添加物等の寄与率は不明である」とも書かれています。

ひと口にリン酸塩といっても、メタリン酸ナトリウム、ピロリン酸ナトリウム、ポリリン酸ナトリウムなど、約20種類あります。先に述べた結着剤、乳化剤、ｐＨ調整剤のほか、酸味料、加工助剤など、添加物の中ではいちばん多様な用途で使われています。リン酸塩はまさに添加物の万能薬です。

原材料名に「リン酸塩」ではなく、ｐＨ調整剤、調味料（アミノ酸等）などと用途名で記載されている食品も多くあります。調味料（アミノ酸等）というような表示は、「一括表示」といって、添加物を同じ用途で使用するなら、複数の添加物名を記載せずにまとめてグループ名（一括り）で表示できる方法です。膨張剤、かんすい、乳化剤、ｐＨ調整剤、酸味料も一括名なので、この中にリン酸塩が潜んでいる可能性は大いにあります。一括表示は、添加物の隠れ蓑となっているのですね。

補足ですが、リン酸塩を加工助剤として原料の品質を改良するために製造過程で使い、最終的に食品にほとんど残らない場合は、添加物としての表示が免除されます。

日本人はリンをとりすぎている

平成30年度の「国民健康・栄養調査報告」によると、食品からとっているリンの摂取量は成人で１日当たり１００６ミリグラム。食品添加物を実際にどの程度摂取しているかを把握するために、厚生労働省が行なっている調査（平成25年度・マーケットバスケット方式による年齢層別食品添加物の一日摂取量の調査）では、結着剤としてのリン酸化合物の1日摂取量は成人で265・6ミリグラムと推定しています。

ただし、この調査では、pH調整剤や「アミノ酸等」のように、結着剤の用途以外で使われたリン酸塩の摂取量については判明していません。リン酸塩にかぎらず、添加物をどのぐらい口にしているのかは、正確なところがわからないのが実情です。

リン酸塩に関しては、川崎医療福祉大学の教授らが2015年に発表した「市販ソーセージ類のリン含有量の実態について」という調査報告書があります。市販食品ではナトリウム以外のミネラル表示が法制化されておらず、「国民健康・栄養調査報告」では加工食品に添加されているリンの量は加算されていないため、正確なリン摂取量の把握はむずかしい。そこで、ソーセージのリン含有量を測定したとのことです。

ウインナーソーセージ22種を調べたところ、リン含有量は100グラムにつき平均163ミリグラム程度でした。いちばん多かったソーセージで250ミリグラム程度。なお、100グラムは、ウインナーソーセージ5本分ほどになります。

ハーバード大学で研究を重ねてきた医学博士・大西睦子先生の著書『健康でいたければ

「それ」は食べるな』（朝日新聞出版）によると、アメリカでは1日のリンの推奨摂取量を７００ミリグラムとしているそうです。栄養必要性を超えたリンの摂取は、健康な人であっても心血管疾患のリスクを高めたり、老化を促したりすることがアメリカのジョンズ・ホプキンズ大学やハーバード大学の研究で判明しているのです。

さらに、無機リン酸であるリン酸塩が問題なのは、その吸収効率が高いことです。植物性や動物性のタンパク質が豊富な食品に含まれる有機リンの吸収率は、20～60パーセントですが、無機リン酸の吸収率はほぼ１００パーセントとのことです。

耐容上限量の３０００ミリグラムには、食品からとっているリンと添加物のリン酸塩を合わせても、ほど遠いからまったく問題なしと思うか。

それとも、日本人の平均摂取量は１０００ミリグラムを超えているから、数字に表れない隠れ添加物のリン酸塩もあるとしたら、やっぱり気をつけたほうがいいなと思うか。

ここまで、消費者が不安を感じている保存料やリン酸塩を例に挙げ、いろんな数字を並べて、読者の皆さんは少々ウンザリしたかもしれません。しかし、いろんなデータを挙げてきたのは、消費者にとってわかりやすい情報がなかなか公開されない添加物の実態について知っていただき、食品を選ぶ目を養ってほしいと願うからにほかなりません。

安全性の評価なしで使われている添加物もある

「添加物の〝本性〟は、わからない」――。これが、長年、添加物の専門家として活動をしてきた私の実感です。

アカネ色素という着色料と、カット野菜やアジの開きなどの魚介類の変色防止に使われてきたコウジ酸という添加物が、発がん性を理由に2004年、突然、使用禁止になりました。

アカネ色素やコウジ酸は天然の原料からつくられた、いわゆる天然系添加物です。天然系添加物は、昔は表示の必要もなく、どの食品でも自由に使えるものでした。ところが、1995年、食品衛生法が改正され、添加物はすべて安全性を確認してから使用を許可する「指定添加物」制になりました。しかし、その際、アカネ色素やコウジ酸のようにすでに市場に流通していた天然系添加物に限って、「指定添加物」とは別枠で策定された「既存添加物」として、安全性のチェックなしに指定制度の適用外となってしまったのです。

一方、「指定添加物」制が始まる前に添加物製造メーカーが申請済みのものも、特例としてすべて既存添加物として認められました。「制度が変わる前に、この際、天然添加物をなんでも申請してしまおう」と駆け込み申請が相次ぎ、安全テストも十分に行なわれず、使用実態の調査もされないまま、既存添加物は１９９５年の策定当初、４８９品目が使用可能になりました。

その後、安全に問題のあるもの、使用実態のないものについては削除され、３５７品目に減りました（令和2年2月26日現在）。現在も既存添加物の安全性の評価は、進行中なのです。

元鈴《すず》鹿《か》医療科学大学薬学部客員教授で、ＮＰＯ法人食品安全グローバルネットワーク代表の中《なか》村《むら》幹《みき》雄《お》先生によると、既存添加物の安全性試験は開発企業が行なうため、１パーセントに満たない非常に低濃度なサンプルを提出することもあるそうです。一方、ＥＵの安全性評価は添加物の最大濃度で通常実施され、最低でも20〜30パーセントの濃度で行なうことが義務付けられています。日本はなぜ低濃度でもよしとされるのか疑問に思いませんか。

アカネ色素が使用禁止につながったのは、実は中村先生の研究チームが高濃度のサンプルで再度毒性試験を行なった結果、腎臓への発がん性と遺伝毒性が判明したためなのです。

中村先生はかつて食品添加物メーカーに勤務し役員も務め、厚生労働省第8版食品添加物公定書検討会委員や消費者庁食品表示一元化検討会委員を歴任された方です。食の安全の啓蒙活動に尽力され、私自身、先生から多大なお力添えや助言をいただいています。

それまで当たり前に使われていた添加物が、ある日、何の前触れもなしに、国からのお達しで使用禁止になる。総合商社の食品課で添加物を駆使して商品開発をしていた現役時代は、この添加物は「安全だ」というのを信じて食品を開発していたわけで、突然使用禁止になるたびに慌てふためいて取引先の食品工場にお詫びに飛んで行きました。当時、加工現場との密な信頼関係で仕事をしていた私は、やり場のない腹立たしさをいく度も感じたものです。

急性アレルギーを起こした天然着色料

アカネ色素やコウジ酸のように禁止されたわけではありませんが、問題を起こした既存添加物もあります。ハム、赤いウインナー、かまぼこ、かき氷のシロップなどに、赤系の色をつける着色料のコチニール色素です。カルミン酸と表示されることもあり、食品のほか、口紅などの化粧品にも使われています。

原料はサボテンに寄生するカイガラムシの一種を潰《つぶ》して、抽出したもので、人によってはアレルギーを起こしてしまうことがあるのです。実際、コチニール色素が入った飲料を飲んだ人が急性アレルギー反応（アナフィラキシー）を起こしたことがあり、その事例を受けて、２０１２年に消費者庁が注意喚起を行ないました。原料の昆虫に由来する微量のタンパク質が混ざることがあり、これがアレルギーの原因と見られています。

化学合成＝危険、天然＝安全というイメージを抱く人が多いのですが、天然由来の添加物だからと、安心できるわけではないのです。

天然由来の色素では、カニカマに使われるベニコウジ色素という既存添加物が欧米では使用が認められていないため、輸出できない状況になったことがあります。ベニコウジ色素は日本と欧米で安全性の評価に差があったからではなく、食文化の違いで欧米では添加物にする必要がなかったからです。そのため、ベニコウジ色素の代わりに、トマトやパプリカの色素を利用して輸出されるようになりました。海外での寿司ブームもあり、カニカマは人気を博しているようです。

虫の糞《ふん》やおがくずなども添加物の原料に

コチニール色素の原料はカイガラムシ、では、ベニコウジ色素の原料はというとベニコウジのカビです。添加物の安全性はできあがった完成品で審査されるので、原料や製造方法を問われません。

ほかにも、添加物の原料には想像もできないようなものが使われています。ムシ系が原料なのは、蚕《かいこ》の糞からできる銅クロロフィルという添加物。山菜の水煮、緑色のガム、抹茶色の菓子などに使われています。チョコレートのツヤを出す光沢剤やガムの原料は、ラックカイガラムシという昆虫のメスの分泌物です。

うま味調味料のグルタミン酸ナトリウムの原料は、前述したように遺伝子組み換えでつくられたバクテリアの生成物。ドレッシングやスープのトロミを出すために使われるキサンタンガムという増粘剤も、原料はバクテリアの生成物です。

たれのトロミやアイスクリームの粘りに使われるカルボキシメチルセルロースナトリウムは、おがくずやパルプが原材料。鮮やかな色をした漬物など、多くの食品に利用されている赤色3号、黄色4号などの合成着色料はコールタールや石油が原料です。添加物の万能薬・リン酸塩はリン鉱石や黄リンから。アミノ酸のL－システインは、天然果汁の酸化防止剤やパンの発酵を促進する製造用剤として限られた用途で使われますが、原料は動物の毛や羽毛を濃塩酸で分解したものです。

微量とはいえ、こんなものを口にするのは気持ち悪い。それが普通の感覚だと思います。添加物は何からつくられているのか。それも消費者にとっては、開示されるべき情報ではないでしょうか。

安全と評価された後に禁止になる

過酸化水素という漂白剤や殺菌剤として使われる指定添加物が、発がん性の疑いで騒動になり、突然、使用禁止になったこともあります。本来、黒ずんでいる数の子を過酸化水素水できれいな黄金色に漂白したり、茹でうどんの殺菌剤としても活用されたりしていましたから、数の子業者や製めん業者は商売に大打撃を受けました。その後、食品に最終的に残存しないという条件で、現在でも使用が認められています。

日本で使用できる食品添加物

指定添加物　465品目

食品衛生法第10条に基づき、厚生労働大臣が安全性と有効性を確認して指定したもの。化学的合成品や天然添加物など製造方法の違いにかかわらない。

既存添加物　357品目

長年使用されていた実績があるものとして厚生労働大臣が認めたもので、いわゆる天然系添加物。策定当初は489品目だったが、安全性に懸念があるもの、使用実態のないものが削除された。

天然香料　約600品目（基原物質）

食品に香りをつける目的で使用される、動植物から得られる香料。バニラ香料、かに香料など。

一般飲食物添加物　約100品目

一般に食品として飲食しており、添加物として使用されるもの。果汁、野菜色素、寒天など。

令和2年3月時点

指定添加物について、少し補足しておきましょう。指定添加物は食品衛生法に基づき、厚生労働大臣が使用してよいと定めた添加物のことです。長年の実績があるとして安全性のチェックを受けずに認められてきた既存添加物と異なり、安全性と有効性を確認してから指定されたものです。

この指定添加物の対象には、化学的合成品だけでなく、天然由来のものも含まれます。新たに使われる食品添加物は天然、合成の区別なく、すべて食品安全委員会による安全性の評価と厚生労働大臣の指定を受け、指定添加物になるからです。添加物の分類については、130ページの図を参照してください。

1947年に食品衛生法が制定されて以来、60品目以上の化学的合成物質の指定添加物が削除されました。いったんは「科学的見地から安全だ」と認可しておきながら、何年も経ってから発がん性の疑いで禁止になったり、健康を害する事例が発覚したりするのは、どういうことでしょうか。長年にわたって、その添加物を食べ続けてきた消費者は、ごく微量だから問題ないと今さらいわれても納得できるでしょうか。

アメリカで禁止の合成香料が日本ではお墨付き

古くは前章で取り上げたズルチンやチクロという人工甘味料、そしてアカネ色素やコウジ酸といった例のように、また近い将来、使用が禁止される添加物が出てくるかもしれません。こんなことをいうと、現在は、精度の高い安全評価の方法が確立されているから、そんなことは今後起こりえないと反論する人もいます。

しかし、最近では２０１８年に、アメリカ食品医薬品局（ＦＤＡ）が合成香料６種に対して、使用禁止措置をとりました。動物実験でがんを引き起こすデータが示され、食品添加物リストから削除されたのです。これは連邦食品医薬品化粧品法に、ほんのわずかでも発がん性が認められれば、健康被害のリスクは極めて低くてもリストから削除して、使用を止めようという趣旨の条項があるためです。

一方、日本では６種のうち５種（ベンゾフェノン、アクリル酸エチル、オイゲニルメチルエーテル、ミルセン、プレゴン）が、未だ使用可能な指定添加物のリストに入っています。つまり、アメリカで禁止された香料が、日本では厚生労働省のお墨付きを受けたまま使われ続けているかもしれないのです。

しかも、香料は一括表示できる添加物のため、原材料名には「香料」としか記載されません。食品にそれらしい香りをつけるため、微量の香料成分を数十種類も調合してフレーバーがつくられます。

原材料名にすべての香料を記載するのはむずかしいとはいえ、何種類使われているのか、どの物質が入っているか、消費者にはわからないのです。

香料は〝ブラックボックス〟

指定添加物に登録されている品目数は４６５（令和2年3月31日改正時点）あります。そのうち合成香料は最も多く、１００品目以上が化合物名で登録されています。品目というのは洋服でたとえるならスカート、ズボンといったグループの分類と捉えるとよいでしょう。

また、合成香料は化合物名で指定されているものだけでなく、ケトン類、エステル類といった、一定の共通の化学構造を持っているものについては18の類で括《くく》られて指定されています。18類の合成香料として、約３２００以上の化合物質が使用を許可されています。アメリカで使用禁止措置がとられた合成香料のうち、日本で許可されている5種は、類ごとに添加物として指定されています。

どういうことかというと、合成香料の一つ一つの物質の安全性を確かめるのではなく、類として一括して添加物指定を受けたのです。たとえば、ケトン類と括られている合成香料を詳しく見ると約２５０あります。アメリカで指定リストから削除されたベンゾフェノンもそのうちの一つで、２５０の化合物がケトン類として、一緒くたに指定されたわけです。アメリカで禁止された5種の合成香料は、日本では数十年前から現在に至るまでそのまま、使用が認められているのです。

香料は、食品が本来持っている風味に、加工食品を〝真似る〟ために使用します。ごく微量の添加量で揮発性が高く、天然由来の成分も多いため安全とされてきました。しかし、アメリカのような事例が示されると、香料は種類が多いだけに実態がわからない〝ブラックボックス〟という感は否めません。

「トクホ」コーラに発がん性物質!?

着色料のカラメル色素が問題になったこともありました。

カラメル色素は第1章でも触れましたが、砂糖やブドウ糖などの食用炭水化物を熱処理してつくる添加物で、飲料、調味料、菓子をはじめ、幅広い食品に使われています。安物のウスターソース、しょうゆ、焼き肉のたれなどの茶褐色の調味料に、必ずといっていいほど入っています。

物議をかもしたのは、「脂肪の吸収を抑える」と、消費者庁によってトクホ（特定保健用食品）認定されたカロリーゼロのコーラです。２０１２年のことですが、コーラの着色料として使われるカラメル色素の副産物として発生する４－ＭＩ（４－メチルイミダゾール）という物質に、発がん性の疑いがあったのです。

アメリカの中でも食品安全の厳しい規制を行なっているカリフォルニア州の、１日当たり許容限度の４〜５倍の量の４－ＭＩが、コーラ１本に含まれていたといいます。このため、カリフォルニア州でこのコーラを販売するには「この製品にはカリフォルニア州が、発がん性があると判断した化学物質が含まれています」と警告表示しなければならなかったそうです。

当初、メーカー側は「毎日16リットル飲んでも安全」などと反論していましたが、いつしか「４－ＭＩの含有量については、世界で最も厳しいレベルといわれるカリフォルニア州の規制を含む、国内および海外の基準値以下へ低減を実施致しました」と告知し、騒動は収束しました。

食品の原材料名には、着色料（カラメル）とか、カラメル色素と記載されていますが、実はカラメル色素にはⅠ〜Ⅳの４種類あります。カラメルⅠは糖類を熱処理したもの。カラメルⅡ～Ⅳは、糖類に化合物を加えて化学反応させてつくった合成着色料です。

カラメルⅡは化合物として亜硫酸化合物を、カラメルⅢはアンモニア化合物を、カラメルⅣは亜硫酸化合物とアンモニア化合物の両方を加えています。炭酸飲料水に広く使われているのが、カラメルⅢとカラメルⅣ。その2種のカラメル色素に入っているアンモニア化合物は、砂糖と化学反応を起こして4－MIが生成されることが報告されています。

ヨーロッパではⅠ～Ⅳのうちどのカラメル色素を使っているかを表示しなければなりませんが、日本では原材料名を見ただけでは、どのカラメル色素を使っているのかはわかりません。添加物の表示の仕方も、添加物の〝本性〟を見えにくくしているのではと思います。

なお、カロリーゼロの「トクホ」コーラの原材料名を見ると、どのメーカーのものも難消化性デキストリンという食物繊維以外は、カラメル色素、香料、酸味料、複数の人工甘味料、カフェイン……とすべて添加物。コーラの酸味料は、クエン酸、フマル酸、リン酸などが使われていますが、これも一括表示のため消費者には見えません。

ちなみに、難消化性デキストリンが使われているのは、この食物繊維が脂肪の吸収を抑えるとして、「トクホ」の保健機能成分となるため。難消化性デキストリンは、デンプンに酸を微量加えて２００度の温度で焙《ばい》煎《せん》し、体に吸収されないデンプンにわざわざつくりあげたものです。

原材料名をチェックすると、本当にメタボにいい〝健康飲料〟なのかと、素朴な疑問が湧きませんか。「トクホ」コーラで脂肪の吸収を抑えるよりも、「とりすぎ三兄弟」の油分を抑えるようにしたほうが、ずっと健康的だとは思います。

添加物同士が化学反応を起こす

添加物の安全性評価は、前述したように、個々の添加物ごとに行なわれています。そのため、複数の添加物が入った加工食品で、予期せぬ化学反応を起こしてしまうことも、稀《まれ》にあります。

化学反応による発がん性物質の生成として、よく知られているケースが、酸化防止剤として使われるアスコルビン酸（合成ビタミンC）と保存料として使われる安《あん》息《そく》香《こう》酸が、光や温度などのある一定の条件下で化学反応を起こし、ベンゼンを生成する事例です。ベンゼンは排気ガスやタバコの煙にも含まれる危険物質です。

２００６年に欧米でこの事実が公表され、日本でも基準値を超えたベンゼンが含まれていた清涼飲料水が回収されました。現在では、アスコルビン酸と安息香酸の二つを一緒に使うことは世界中で自粛されていますが、この二つが化学反応を起こすなど、当時は専門家も予測していませんでした。

食品添加物の複合影響の事例には、ハム・ソーセージなど加工肉やイクラ・タラコなどの発色剤としてよく使われる硝酸ナトリウムや亜硝酸ナトリウムと、保存料のソルビン酸の組み合わせがあります。

硝酸ナトリウムや亜硝酸ナトリウムは、肉に含まれるアミノ酸と反応して、発がん性物質のニトロソアミンを生成することがあります。そこに、ソルビン酸が加わるとニトロソアミンの生成をさらに促進させてしまうという報告があります。

もちろんスーパーで売られている加工食品は、それぞれの添加物の使用基準をきっちりと順守して販売されているでしょう。しかし、複数の添加物の組み合わせで、健康に害を及ぼす化学反応が起こりうるということも知っていただきたいと思います。

複数の添加物を摂取した「複合影響」は？

前述のケースは、加工食品を食べる前に起こった、食品中での添加物同士の化学的相互作用です。では、複数の添加物が入った食品を、実際に摂取した場合については、どうでしょうか。

内閣府食品安全委員会は、２００７年の「食品添加物の複合影響に関する情報収集調査」で、次のような見解を示しています。

「複数の食品添加物を摂取した場合のいわゆる『複合影響』についても、個々の食品添加物の安全性が確認されていることから、それらを複合的に摂取しても健康への影響は考えられない」。

「食品添加物の複合暴露による健康影響については、多数の添加物が使用されていても、実際に起こりうる可能性は極めて低く、現実的な問題ではなく、理論的な可能性の推定にとどまるものである」。

消費者が個々の食品添加物の安全性評価がなされていることについてはわかっていても、摂取する食品添加物の種類が多く、複数の食品添加物を摂取したときの体への影響が増幅されることが心配という不安の声がよく聞かれるため、この調査は行なわれたということです。

食品安全委員会は、「食品添加物の複合影響についての不安や疑問に応えるようなデータは現在ほとんど整備されておらず、しかも添加物の組み合わせが無数にあることから、複合影響を考慮した安全性試験を設計したとしても、実施することは現実的に極めて困難である」としたうえで、最新の科学的知見を収集して前述のように評価したといいます。

不安を煽《あお》る意図は毛頭ありません。ですが、添加物の組み合わせは無数にあり、その複合摂取のデータが整備されていないからこそ、「ハッキリしないならできるだけとらない」「食べなくて済むものは食べない」という選択をするに越したことはないと思いませんか。

増え続ける添加物

日本で使用できる添加物は、年々増え続けています。指定添加物は、２００５年に拙著『食品の裏側』を出版したときは３５７品目でしたが、現在は４６５品目。急増している背景には、ＴＰＰ（環太平洋パートナーシップ）協定やＥＰＡ（経済連携協定）などによって、世界各国との経済の自由化が進み、輸入される食品の種類が年々増え続けている事情があります。

日本の食品に使うことが認められていない添加物が、アメリカやヨーロッパでは認可されているケースがあります。すると、欧米からは「Ａという添加物を日本が認めていないから、この食品を輸出できないじゃないか。早くＡを認めてくれ」という要請があるわけです。

日本とＥＵが２０１９年にＥＰＡ協定を締結し、輸入ワインの関税が撤廃された際には、ＥＵで認可されているワイン用添加物28品目が日本でも段階的に使用可能になります。従来、日本に輸入されている銘醸ワインには酸化防止剤の亜硫酸塩が入っている程度でしたが、複数の添加物が入っていることを気にしなければ、ＥＰＡによってグンと格安な輸入ワインが飲めるようになるわけです。

経済協定を結んでいる各国には、添加物の認可の違いが貿易の障害にならないように、添加物を互いに広く認めて国際的に共通化しようという流れがあります。こうして国際的な整合性を図ってリストアップされた添加物を、国際汎用添加物と呼びます。

通常、指定添加物として認可されるまでには何年もかかりますが、国際汎用添加物の場合、国際的に安全性評価が確立して広く使用されているものについては、認可が下りるスピードが速くなります。

国際汎用添加物としてリストアップされた中で、チーズの表面のカビ防止剤として使われる抗生物質のナタマイシンなど、すでに42品目が日本で認可されています。抗生物質は日本では食品衛生法で禁じられていましたが、添加物もグローバル化の波が押し寄せ、従来の日本の基準を超えて認可せざるをえない状況になっているのです。

日本で使用が認められている添加物は、品目では１５００をとうに超えています。グループ類の品目を含めてこの数ですから、実際の添加物の数は数千に上ります。そして、添加物同士の組み合わせはまさに無数といっても過言ではありません。

添加物の5つのメリット

それにしても、なぜこんなにも多くの添加物が、食べ物に使われるようになったのでしようか。

それは、ひと言でいうなら、消費者が喜ぶ添加物の〝メリット〟があり、支持されるからです。

「安い」「簡単」「便利」「きれい」「オイシイ」。これが、私がいつも唱える「添加物の5つのメリット」です。皆さんの毎日の食生活はどうなのか、ちょっと立ち止まって見直していただくために、まず、この5つのメリットについてお話ししていきましょう。

①　添加物を使えば使うほど「安く」なる

添加物を駆使すると、製造コストを安く抑えながら本物に似せた「もどき」食品をつくることができます。

たとえば、イチゴジャム。価格が600円程度のジャムの原材料名は、イチゴ、グラニュー糖、レモン汁。手づくりジャムと同じ材料ですね。手づくりする場合、砂糖はイチゴの4割ぐらいの重量を加え、じっくりと煮詰めます。砂糖の比重が多いと保存効果が高まるのです。煮豆や羊羹などの伝統食もこの原理でつくられています。

煮詰めた後、レモン汁を少々加えます。これは、イチゴのペクチン質のトロミにほのか

手づくりと同じ 無添加ジャム	5種類以上も添加物が 入ったジャム
A 150g　557円	B 150g　150円
名称：イチゴジャム（プレザーブタイプ） 原材料名：イチゴ、グラニュー糖、レモン汁 〔食品添加物〕なし	名称：イチゴジャム 原材料名：糖類（水飴、砂糖、ブドウ糖〈液状〉）、イチゴ 〔食品添加物〕ゲル化剤（ペクチン）、酸味料（クエン酸等）、pH調整剤（クエン酸Na）、消泡剤（グリセリン脂肪酸エステル）、香料

な酸味を与え、変色を防いで保存効果をさらに高めるためです。

では、同じ量で150円程度のイチゴジャムの、原材料名を見てみましょう。

表示の見方を念のためお伝えすると、原材料名は重量の割合の高い順に記載することになっています。そして添加物は、／（スラッシュ）で区分するなどして、それが添加物であることがわかるように分けて表示しなければなりません。また、添加物も使用した重量の割合の高い順に記載されています。

さて、150円のイチゴジャムでいちばん多く入っているのは、イチゴではなく糖類（水飴、砂糖、ブドウ糖〈液状〉）です。つまり、水飴を多く入れて増量し、コストを下げているのです。水飴が多いとジャムがほどよい硬さにならないので、ゲル化剤でジャムらしいトロミをつけます。

甘酸っぱさは、クエン酸などの酸味料で代用。砂糖をケチっているので保存性が悪くなるため、それをｐＨ調整剤で補っています。消泡剤が入っているのは、液状のブドウ糖も原料にしているので水っぽくなり、加熱するときに立つ泡を消すのに必要だからです。さらに、イチゴの量が少ないので香りが足りないため、イチゴらしい香りを出す香料を加えています。このつくり方だと、煮詰める必要もなく、機械であっという間にできてしまいます。

②料理の手間が省《はぶ》けて「簡単」になる

メリットの2番目は、手間暇かけずに簡単に食べられることです。イリコやカツオ節でだしをとらなくても、顆粒状のだしの素を使えばササッと簡単に味付けができます。

添加物を加えるほど、調理が簡単になるという例を、人気和風惣菜の筑《ちく》前《ぜん》煮《に》で見てみましょう。手づくりですと、面倒なのが根菜類。ニンジン、ゴボウ、サトイモなどの皮をむくのもひと苦労です。こんにゃく、干しシイタケの下ごしらえをし、カツオだしもとらなくてはなりません。

ところが、根菜の水煮パックと和風だしの素を使えば、かなりの手間と時間を省けます。水煮パックの液体をなめると酸っぱさを感じるはずです。これは、カットした根菜類の変色を防いだり、日持ちをよくしたりする添加物が入っているから。ゴボウやサトイモを見栄えよくするため、漂白剤を使うこともあります。おそらく10～15種類の添加物が入っているでしょう。和風だしの素には、「塩」「うま味調味料」「タンパク加水分解物」と、あの黄金トリオが登場。

添加物をもっと増やして、もっと簡単にしたのは、袋から開けてチンするだけの調理済みの筑前煮です。この出来合いの惣菜には、うま味調味料、ツヤ出し用の増粘多糖類、しょうゆの色をつける着色料のカラメル色素、日持ちをよくするｐＨ調整剤、人工甘味料などが入っているはずです。うま味調味料やｐＨ調整剤など、数種の添加物をまとめてグループ名で表示した一括表示の添加物もあるので、添加物の数は20～30種類になるでしょう。

一般的に、食品の加工度が上がるほど（つまり、調理がより簡単になるほど）、安くなるほど、使われる添加物の数は増えていくのです。

③ いつでもどこでも食べられ、「便利」になる

メリットの3番目は、カップめんの例のように、お湯を入れて3分で食べられる便利さです。

第1章で詳しく説明しましたが、すぐに食べられるのは、めんを一度油で揚げて水分を飛ばして乾燥させているからです。そうすると、めんに蒸気が抜けた細かい穴が多数できて、お湯を注ぐとあっという間にふやけるわけですね。

油の酸化を防ぐ酸化防止剤、めんにコシを与える加工デンプン、お決まりのうま味調味料の入った「黄金トリオ」、炭酸カルシウムなどのめんの改良剤、風味をつける香料、スープの色をつける着色料、後味をすっきりさせる酸味料など、実に多くの添加物を加えて便利なインスタント食品をこしらえています。

味つき塩コショウ、肉にササッとまぶして焼くだけの各種シーズニングと、ひと振りで味が決まる便利な調味料も多くなりました。昆布だしの代わりに、昆布茶を利用している料理研究家もいました。どれもうま味調味料がベースで、どんな味もバッチリというわけです。

ソルビトール、増粘剤、ミョウバン、安定剤、酒精、香辛料抽出物、香料と多くの添加

物が入っているのは、チューブ入りわさび。本わさびのほか、デンプンや植物油脂も入れて増量しています。

チューブ入りのわさび、ショウガ、もみじおろしなどは、わざわざすりおろす必要もなく、その都度、使い切る必要もなく、長く保存できる便利で添加物いっぱいの和風香辛料です。

働くお母さんたちの間で支持を得ているのが、凍ったまま弁当に詰められる自然解凍おかずです。おひたし、きんぴら、煮物、鶏つくね、焼き魚と種類も豊富で、昼時まで保冷剤代わりにもなり超便利ですが、添加物も20～30種類と豊富な種類をとることになります。

サンドイッチ、惣菜、おにぎりを、いつでも買える便利なコンビニ。生ものなのに、扉のないオープンケースに陳列されていますよね。いちいち扉を開け閉めすると客が面倒がり、売り上げが伸びないかもということで、常温でも販売でき、かつ消費期限が長くなるように、グリシン、酢酸ナトリウム、ｐＨ調整剤などの日持ちをよくする添加物をさらに加えています。便利になるということは、添加物がしっかり入っているということです。

④ 発色よく、ツヤよく、見た目を「きれい」にする

メリットの４番目は、おいしそうに、きれいに見せること。

たとえば、サンドイッチのハムは透明感があり、ツヤツヤしたピンク色をしています。このピンク色を出すには、コチニール（カルミン酸）色素を使います。前述しましたが、カイガラムシをすり潰してつくった添加物ですね。透明感は発色剤の亜硝酸ナトリウム、ツヤは加工デンプンで出します。これらの添加物がないと、ハムはくすんだチャーシュー色になってしまいます。

卵サンドの卵は、カロチノイドという色素で濃い黄色に見せています。手づくりの卵サンドと比べると、卵の色がだいぶ違うはずですよ。

イクラやタラコの朱色は、赤色１０２号、黄色5号などの合成着色料を使って、発色剤で透明感をプラス。「無着色」と宣伝しているものは着色料は使っていませんが、発色剤は入っているはずです。そうしないと、粘土のような茶色になってしまいますからね。

切り身の塩紅ジャケは売り場の陳列棚に置いておくと、光が当たるところが色あせてきます。そのため、ビタミンCなどの酸化防止剤を添加。えびやかにが黒ずむのを防止するためには、硫黄酸化物を添加。ちなみに、ペットボトルのお茶に必ずといっていいほど入

っているビタミンCも、酸化によってお茶が色あせるのを防ぐためです。ビタミンCの粉末を添加するのは、健康のためではありません。

日本人は中身よりも、見た目の「きれいな色」に釣られて買ってしまうようですね。

⑤ やめられない、とまらない「オイシさ」になる

最後の5番目のメリットは、また食べたくなるような「オイシイ」味になること。

「オイシイ」味のベースはもちろん、あの「黄金トリオ」。本書で何度も登場している塩、うま味調味料、タンパク加水分解物という加工食品の王道の組み合わせです。「化学調味料無添加」となっていれば、うま味調味料の代わりに酵母エキスを入れているでしょう。

口に入れたとたん、うま味調味料の王様・グルタミン酸ナトリウムやうま味を増幅する核酸系リボヌクレオチドナトリウム、酵母エキスの相乗効果で濃厚な味を感じます。そして大豆を塩酸分解した植物性タンパク加水分解物や、野菜エキスの舌にまとわりつくような味が広がり、最後は魚粉や肉のゼラチンを分解してつくった動物性タンパク加水分解物や、肉エキスのコクのある後味が残ります。

こうして、食べると後を引き、また買いたくなるような、やめられない、とまらない加

工食品の味に慣らされてしまうのです。

超加工食品ががんのリスクを高める⁉

「安い」「簡単」「便利」「きれい」「オイシイ」。この添加物のメリットが5拍子そろった食品が、最近よく耳にする超加工食品です。

すぐに食べたり飲んだり、温めたりできて、砂糖や塩、油脂を多く含んでいる食品。非常に口当たりがよい食品。保存料などが添加されていて、消費者の目を引くパッケージに入っていて日持ちもよい食品。硬化油、タンパク加水分解物、香料、人工甘味料など、普通の料理には使わない素材を含む食品。

ざっくり説明すると、こんな食品のことです。

超《ウルトラ》加工食品（ultra-processed foods）という言葉は、ブラジル・サンパウロ大学公衆衛生学部の研究者が考案した、ＮＯＶＡという食品の加工度の度合いを示す食品分類法に基づいています。そう、皆さんがすぐに想像したとおり、インスタントめん、スナック菓子、炭酸飲料、菓子パンなどが典型的な超加工食品。食品の加工度が最も高いレベルが、超加工食品です。

この超加工食品が世界的に話題になったのは、２０１８年にパリ第13大学の研究者たちが発表した論文が、四大医学雑誌の一つである、イギリスの『ＢＭＪ』（ブリティッシュ・メディカル・ジャーナル）誌に掲載されたことがきっかけでした。

論文の内容は、フランス在住の約10万人について、超加工食品の摂取量と、その後5年間のがんの発生状況を調べたところ、毎日の食事で超加工食品を食べる割合が10パーセント以上多い人は、それより少なく食べた人に比べ、がんになる全体のリスクが約12パーセント、乳がんになるリスクが約11パーセント上昇するという内容でした。なお、前立腺がんと直腸がんでは関連がみられなかったということです。

また、超加工食品の摂取によるがんのリスクは、性別や年齢、運動量にかかわらず上昇し、喫煙者と非喫煙者の両方で、摂取量に応じたリスク上昇が認められたそうです。

超加工食品を食べる量が増えると、がんになる確率が高くなる要因については、その一つとして添加物を示唆しています。「それぞれの食品の成分は健康被害が起きないように、当局によって管理されているが、それらの蓄積による影響や複合による影響の多くはわか

超加工食品とは？

NOVA分類の4つのグループ

グループ1
未加工または、最低限の加工をした食品
野菜、果物、肉、魚、卵、牛乳、ヨーグルトなど

グループ2
加工した家庭料理の材料
塩、オリーブオイル、バター、はちみつ、酢など

グループ3
加工食品
野菜や果物の瓶詰、缶詰、チーズ、燻製《くんせい》肉など

グループ4
超加工食品
スナック菓子、インスタント食品、菓子パン、炭酸飲料など

「超加工食品」は、ブラジル・サンパウロ大学の研究者が考案したNOVA分類という食品分類法の中で使われている言葉。NOVA分類は、その食品がどれくらい加工されているのかで、食品を4つのグループに分けたもの。

「超加工食品」は、「すぐに食べたり飲んだり、温めたりできる」「非常に口当たりがよい」などの特徴があり、家庭料理の風味を模倣したり、最終加工品の見た目や食感を増したり、不快な食感を隠したりする目的の多種類の添加物が含まれている。

っていない」とし、超加工食品の多くに含まれる複数の添加物が、影響を与える可能性があることを指摘しているのです。

超加工食品と肥満の関係を実証

欧米ではＢＢＣや『ガーディアン』紙、『ニューヨークタイムズ』紙などの大手メディアがこの研究結果を報道し、超加工食品のとりすぎががんを招くというインパクトのある内容は人々の関心をさらいました。

その後、スペインの大学（Seguimiento University of Navarra）での共同研究で、超加工食品の摂取による死亡リスクとの関連を調べた論文が『ＢＭＪ』誌に発表されました。スペインの20歳から91歳の約２万人を対象に、超加工食品を摂取する量によってグループ分けして調査したところ、最も多いグループは最も少ないグループよりも死亡のリスクが高く、摂取量が増えると死亡率が比例して上昇するという結果でした。

さらに、アメリカでは超加工食品と肥満の関連を実証するため、複数の研究者が国立衛生研究所（the National Institutes of Health）などの協力を得て、超加工食品とカロリー摂取量や体重の増減を調べる実験が行なわれました。健康で標準的な体重の成人20人を無作為に選んで、超加工食品、または、そうではない食事のどちらかを2週間、臨床センターに入院して食べ続けてもらったそうです。

その結果、超加工食品を食べた人はそうでない食事をした人に比べて、エネルギー摂取量が1日約500キロカロリー多く、2週間で平均0・9キロ体重が増加。反対に、超加工食品を食べなかった人は、平均0・9キロ減少したということです。

また、ヨーロッパ、アメリカのほか、ニュージーランド、ブラジルでも行なわれた調査では、国民の1日のエネルギーの25～50パーセントを超加工食品からとっているというデータもあります。

超加工食品の火つけ役となったフランスの論文については、ほかの科学者や専門機関などから、超加工食品の特徴づけが明確でないことや、調査方法が妥当であるかなどの批判も出ています。

しかし、高度な食品加工技術の発達とともに、超加工食品という加工度の高い食品が普及し、その消費が急速に増えて、肥満や糖尿病などの生活習慣病が急増しているというのは本当ではないでしょうか。

食品選びの「自分基準」を決める

今の時代、添加物をまったく口にしない食生活を送るのは、不可能に近いでしょう。

私たちはパッケージに入った加工食品からだけでなく、外食やデパ地下の惣菜からだって添加物をとっているからです。飲食店で提供する食事や店頭でテイクアウトする惣菜やパンなど、包装されていない食品には添加物の表示義務はないため、どんな添加物が入っているのかはわかりません。

外食であれば、ファミレスや居酒屋チェーンの多くは、真空パックや缶詰の業務用加工食品をチンして盛りつけ、業務用のたれやソースをかけているだけです。業務用加工食品はコストを抑えるのが最優先なので、一般のスーパーで販売している加工食品よりも添加物を多く使っています。

デパ地下の惣菜もほとんどが工場で製造してから売り場に運んでいるわけですから、保存がきくようにして、時間が経っても色鮮やかでおいしそうに見せるには、添加物なしではできません。

私自身、講演で全国を飛び回っていると、添加物たっぷりの市販弁当で済ますこともあります。仕事、家事、育児で忙しい人にとって、加工食品や調理済みの食品を手に取るのは仕方がないことです。

ただし、時間に余裕がない人であっても、自分なりの食品選びの基準を決めておけば、日々の食事から添加物を減らすことはできます。原材料名をチェックするポイントは後述しますが、添加物が３行以内に収まっている食品を選ぼうとか、５個以上知らない名前の原料が入っている食品はやめておこうなどと、自分なりのルールを決めておくとよいのです。

添加物をできるだけ避けたいということはあっても、添加物をもっととりたいという人はいないでしょうから。

人生を変えた〝ミートボール事件〟

２０１８年にアメリカのマクドナルドは全店舗で販売するハンバーガーに、保存料、香料、着色料など、一連の食品添加物の使用を中止する方針を打ち出しました。アメリカの消費者の健康志向や食生活の意識の高まりは、アメリカを代表するファストフードにも影響を及ぼしたわけです。

日本でも、添加物を極力減らした加工食品は売り上げをどんどん伸ばしているようです。たとえば、世のお母さんたちに絶大な人気のある、石井食品の「おべんとクン　ミートボール」。

「お母さんが知らない原材料は使いません」をモットーに製造している、このミートボールの原材料は以下の通り。

鶏肉（岩手県産）、たまねぎ、つなぎ〔パン粉（小麦を含む）、でん粉〕、砂糖、しょうゆ（大豆・小麦を含む）、しょうが汁、食塩、醸造酢（小麦を含む）、なたね油、ソース〔砂糖、トマトペースト、醸造酢（小麦を含む）、みりん、しょうゆ（大豆・小麦を含む）、でん粉、食塩、香辛料〕

確かに、知らない原材料は一つもありません。発売当時、使用していたうま味調味料、イーストフード、ショートニングといったものを徐々に「引き算」していき、現在のミートボールの原材料になったそうです。

ミートボールといえば、私にとって人生を変える〝事件〟がありました。添加物を駆使して商品開発をしていたサラリーマン時代、今ではペットフードにも使えないようなクズ肉に30種類もの添加物をぶちこんで作ったミートボールが、愛《まな》娘《むすめ》の誕生日の食卓に並んでいたのです。家族がおいしそうに食べるのを見て愕《がく》然《ぜん》とし、その夜は一睡もできませんでした。

娘が食べたミートボールは売れに売れた大ヒット商品で、私には会社を儲けさせているという自負がありました。そのミートボールは、牛の骨から削り取ったクズ肉に卵を産まなくなった廃《はい》鶏《けい》の肉をミンチにして混ぜ、大豆タンパクで作った〝人造肉〟で増量、肉エキスや香料で風味をカバー、着色料や増粘多糖類でおいしそうに仕上げ、加工デンプンや油でなめらかな食感に。ほかにも、うま味調味料、保存料、pH調整剤、酸化防止剤、酸味料、結着剤、乳化剤……と大量に添加物を投入してつくり上げた代物です。

「食品の裏側」を知ると、こんなミートボールを誰が食べたいと思うでしょうか。当時の私は食べる人のことを真剣に考えずに、1円でもコストを抑えて、スーパーのいう「売れる」商品をつくり続けていたんですね。この〝事件〟が、現在の私の活動につながるきっかけとなったのです。

添加物を自在に操り、次々とヒット商品をつくっていた私は、〝添加物の神様〟などと、あだ名をつけられたこともありました。添加物という〝魔法の粉〟さえあれば、安い素材で売れ筋の商品をつくる自負は今でもあります。

そんな私だからこそいえるのは、添加物を使わずに加工食品をつくることは、職人としての技、味覚が必要だということ。品質のよい食材を使い、その素材を最大限活かすという大変な苦労が求められます。添加物を加えるのは簡単ですが、添加物を一つ外すためには、知恵と多くの工夫がなくてはできないと私は考えます。

「安心」な食品選びは、「裏面チェック」から

食品選びは、まず「手首の運動から」――。私がお題目にして唱えているフレーズです。

つまり、食品を買うときは、商品をひっくり返して裏ラベルをチェックしてからにしましょうということ。裏ラベルには、原材料名、原料の原産地、アレルギー表示、栄養成分表示など、その食品の「正体」が書かれているからです。

裏ラベルには誤った情報が記載されてはなりませんが、消費者にとっては読み解く力がないと、食品の「本当の顔」が見えない面もあります。しかしながら、添加物を読み解くといっても、数千もある添加物の物質名を全部覚えるなどというのは無理だし、無意味。

それよりも裏ラベルを見て、「添加物だけで5行も記載がある」とか、「一括表示の添加物が多いから、使われている添加物の種類はかなり多いだろう」とか、「聞きなれないカタカナ名が多いな」とか、ご自身で読み解いていければ、納得して食品選びができるようになるはずです。

添加物がどのように表示されるかについてはこれまでも説明してきましたが、あらためて加工食品を選ぶときのチェックポイントをまとめておきましょう。

① 原材料名には、食品と添加物は区分して表示される

原材料名の欄に、添加物を／（スラッシュ）で区分けしたり、「添加物」と記載してから表示したり、添加物名を記載する欄を別にしたりと、いろいろな表示法がありますが、明確にここからが添加物だとわかるようにしなければなりません。

「添加物が３行以内」の食品を選ぶなど、「自分基準」を決めている人は、添加物として分けて記載してある部分をまず確認しましょう。

ここで、添加物表示のややこしい問題点に触れておきます。

添加物はたとえば、「甘味料（スクラロース）」、「ゲル化剤（ペクチン）」というように「用途名（物質名）」とするのが、本来は原則とすべきです。そのほうが、消費者にとって、実際、何の物質が入っていて、何のために使われているのかを理解しやすいからです。

ところが、日本では用途名と物質名を併記しなければならないのは、甘味料、着色料、保存料、糊料（増粘剤、安定剤、ゲル化剤）、酸化防止剤、発色剤、漂白剤、防カビ剤の８用途のみです。この８つが併記されるのは、消費者庁によると「公衆衛生上の情報として必要性の高い」ものだからだとのことです。

確かに、これらは消費者が「避けたい」添加物の代表的なものです。しかし、人によっては、用途名だけしか書かれていない添加物でも、実際、なんの物質が入っているか、健康上の理由で知りたい方もいますよね。

また、用途名の後のカッコ内が、複数の添加物を括《くく》ったグループ名のこともあります。たとえば、うま味調味料の表示が「調味料（アミノ酸等）」、スープやソースにトロミをつける添加物が「増粘剤（加工デンプン、増粘多糖類）」となる例がそうです。

さらに、用途名、または物質名のどちらかが省略されて記載されないケースもあります。用途名のみの記載なのは、何度も登場した一括表示の添加物。用途が同じなら複数の添加物を一括して表示できる表示法で、「調味料（アミノ酸等）」も含めると、香料、酸味料など14種類あります（１１９ページの表参照）。

用途名が省略される場合は、グリシン、ソルビトールというように物質名だけを記載したり、リン酸塩、増粘多糖類などのように、物質のグループ名だけを記載したりするものもあります。

ややこしいですね。ざっくりと「添加物の表示の仕方は、用途名だけのものや、物質名だけのものもあり、すべての添加物に用途名と物質名が併記されているわけではないんだな」と、頭に入れておくのでいいかと思います。

前述の元鈴鹿医療科学大学薬学部客員教授の中村幹雄先生は、日本の添加物の表示制度は国際基準であるコーデックス（ＣＯＤＥＸ）規格を無視しているとおっしゃいます。コーデックス規格では、香料と加工デンプン以外は、用途名と添加物の物質名、あるいは、その添加物の国際番号（ＩＮＳ番号：International Numbering System）の併記をルールとして適用しています。

日本では現在、消費者庁によって添加物の表示制度に関する検討が進められていますが、コーデックス規格に基づく表示にした場合、消費者になじみのない表現や複数の働きを持つ添加物があること、表示スペースが商品パッケージに十分にとれない問題などから、国際基準は見送られるのが濃厚のようです。

私の友人がヨーロッパに旅行したとき、加工食品のパッケージにＱＲコードがついていて、スマホで読み取ると、使用した添加物の物質名やＩＮＳ番号がわかるようになっており、驚いたといっていました。

使用した添加物を知りたいという消費者も少なからずいるのですから、食品メーカーも自助努力で「食品の裏側」を開示してほしいものです。

② 原材料名は、重量割合が高い順に記載される

前述のように原材料名には、食品、添加物のどちらも使用した重量の割合が、それぞれ

の欄で高い順に表示されるルールになっています。

今流行《はや》りの糖質オフを謳った、イチゴジャムの原材料名を例に見てみましょう。

「難消化性デキストリン、エリスリトール、イチゴ／ゲル化剤（増粘多糖類）、香料、甘味料（スクラロース）、着色料（アントシアニン、カラメル）、酸味料（クエン酸）、乳酸カルシウム」

スラッシュ以下が添加物ですね。その前の食品扱いの部分にも、聞きなれないカタカナ名があるでしょう。それらは、イチゴよりも多い重量が入っているということになります。

難消化性デキストリンは、「トクホ」のコーラなどに使われる、脂肪の吸収を抑えるとされる人工的につくった食物繊維でしたね（136ページ参照）。

エリスリトールは糖アルコールの一種です。砂糖の75パーセント程度の甘みがある一方、吸収されにくいためカロリーが低くゼロカロリーやノンカロリーと表示できるので、幅広い食品で使われています。

ここで、「エリスリトールは添加物ではないの？」という「素朴な疑問」が湧いてきませんか。

甘味料のキシリトール、ソルビトールなどは指定添加物ですが、エリスリトールは糖アルコールなので、甘みをつけるという同じような用途で使っても食品扱いなのです。中村幹雄先生は、日本は原材料名の表示の順番や食品扱いになっている物質についても、国際基準ではないと異議を唱えておられます。

国際基準では、エリスリトールは国際番号のついたれっきとした添加物。そして、「食品素材と食品添加物を区別せず、すべての原材料を製造時点における比率の高い順に表示する」というのが、コーデックス規格。

国際基準で先ほどの、糖質オフ・イチゴジャムの原材料名を重量割合の多い順に並び変えてみると、

「ゲル化剤（増粘多糖類）、難消化性デキストリン、甘味料（エリスリトール、スクラロース）、イチゴ、香料、着色料（アントシアニン、カラメル）、酸味料（クエン酸）、乳酸カルシウム」（傍線部が添加物）

あくまで予想ですが、こんな順番になるのではないでしょうか。すべての原材料を重量の高い割合で並べていくと、イチゴジャムというより、添加物でできたジャムもどきというのがよくわかりますね。

③一括表示の添加物には、複数の物質が入っている

一括表示については、何度も本書で登場しました。添加物を同じ用途で使用する場合は、数種類の添加物をグループ名（一括名）として一括りで表示できるというルールですね。いわば、添加物の隠れ蓑となる表示方法です。

たとえば、「調味料（アミノ酸等）」の中身には、グルタミン酸ナトリウムや核酸系調味料など、十数種類以上の添加物が実際は使われている場合があります。

ジャムやチョコレートなどにイチゴの香りを本物らしくつけるには、通常20種類以上の化学物質を混ぜることにより、天然のイチゴに近いフレーバーをつくれます。これだけの添加物が入っていても、表示には「香料」と記載すれば問題ないのです。

一括表示の添加物「膨張剤」はベーキングパウダーやふくらし粉のことで、パン、クッキーなどの菓子、ホットケーキの素などに使われています。一般的に重曹を主原料として、副原料にミョウバンやリン酸塩などが配合されています。

ミョウバンには成分中にアルミニウムが含まれており、体への影響を懸念する声が多く上がっていました。特に体が未発達な子どもの間で、許容量に対して摂取量の割合が多くなっている傾向にあったため、厚生労働省は菓子業界に使用を自粛するように要請、２０

１８年には菓子類、生菓子、パンに対して使用基準が改訂されました。

とはいえ、ミョウバンが入っていないホットケーキを子どもに食べさせたいと思っても、膨張剤のみの表示であればどうなのかわかりません。市販のベーキングパウダーはアルミフリーの表示があるものを求めましょう。

なお、ミョウバンは色止め剤、品質安定剤として、ナスの漬物、ウニ、めん類など身近な食品に使われています。

④ 表示免除の添加物に気をつける

添加物の表示が免除されるのは、以下の６つです。それぞれの頭文字をとって、語呂合わせで「さかきばらしょうこ」の法則とすると、覚えやすいですよ。

さ「サプリメント（**栄養強化の目的**）**」**

食品の栄養強化の目的で使用されるビタミン類、ミネラル類、アミノ酸類については、表示を省略できます。ただし、食品表示の見直しが行なわれている中で、栄養強化目的の添加物についても、表示を義務化することが検討されています。

か「加工助剤」

食品の加工の際に添加されるもので、次の３つのいずれかに当たる場合は、表示が免除されます。

食品の完成前に除去されるもので、たとえば、サラダ油を製造するときに使うヘキサンという抽出溶剤や、カット野菜を殺菌するときに使う次亜塩素酸ソーダなどです。

最終的に食品に通常含まれる成分と同じになり、その成分の量を増加させるものではないもの。たとえば、ビールの原料水の水質を調整するための炭酸マグネシウムなどです。

最終的に食品中にごくわずかな量しかその成分が含まれず、食品に影響を及ぼさないもの。たとえば、ミカンのシロップ漬をつくるときに、ミカンの皮をはぐために使う塩酸などです。

き「キャリーオーバー」

その食品を製造するための原材料に使われた添加物で、最終商品にその効果が無い場合は、持ち越されても（キャリーオーバー）、表示義務がありません。

たとえば、焼き肉のたれやせんべいをつくるときに使用するしょうゆに含まれる保存料、ビスケットの原料を配合するときにマーガリンにすでに含まれていた乳化剤などです。

ばら「バラ売り」

包装しないで、店頭でバラ売りされる食品。たとえば、デパ地下のショーケースに入っている食品やパン屋さんがトレーに載せて販売しているパンなどです。

しょう「小包装」

食品のパッケージが小さく、添加物を記載する十分なスペースがない場合。代表的なのが、20種類ほどの添加物が使われるコーヒー用ミルク（コーヒーフレッシュ）です。

こ「小分け」

スーパーの店内で製造・販売する惣菜、テイクアウトの弁当、ファストフードなど、店内で小分けにしたり、詰め合わせたりして販売する食品です。

ところで、２０２０年3月、山崎製パンが一部の角型食パンの製造のために、臭素酸カリウムの使用を再開しました。臭素酸カリウムは、パンの製造のみに小麦粉改良剤として使用が認められている食品添加物です。成分が最終食品の完成前に分解、または除去され、製品中には極めて微量しか残存しない条件で使用が認められる加工助剤に当たります。

臭素酸カリウムは遺伝毒性発がん性が判明しており、「使用した場合には最終製品に残存してはならない」という、厚生労働省による使用基準があります。

以前は山崎製パンだけでなく、ほかの国内メーカーもこの添加物を使用していました。しかし、１９９2年にＦＡＯ（国連食糧農業機関）とＷＨＯ（世界保健機関）の合同食品添加物専門家会議（ＪＥＣＦＡ）が「小麦粉処理剤としての使用は適切ではない」との見解を示すと、国内メーカーは使用を自粛しました。

その後、山崎製パンは２００４年に使用を再開しましたが、２０１４年には臭素酸カリウムの調達が難しくなったとして使用を取りやめていました。このような経緯を経て、この度、新たに入手先を開拓できたとし、食パンの「さらなる品質改善とおいしさの向上に取り組む」ため、使用を再開することにしたとのことです。パン業界はマスコミに、消費者が求める「おいしい」ニーズに応えたといっています。

山崎製パンのホームページには、「角型食パンでは臭素酸カリウムが分解され0・5ppbの検出限界で一切残存しないことを、科学的根拠をもって確認いたしました」とあります。

加工助剤のため、包装パッケージの表示は免除されます。実際、原材料名には表示ルールにのっとって「残存していない」添加物ですので記載されていません。臭素酸カリウムを使用した旨の但し書きもパッケージにはないので、ホームページの「お知らせ」でどの商品に使われているかを確認するしかありません。

なお、アメリカでは臭素酸カリウム使用が認められている一方、EUなどでは使用が禁止されています。

「残存しないといわれても、あえてこの添加物を使ってつくられたパンを口にしたくない」という人も多いでしょう。家庭でも手づくりできるパンに、大量生産という違いはあれ、果たして「おいしさ提供」の名目で〝グレーの化学物質〟を使う必要があるのかと、私は思います。

⑤ アレルギー物質の表示を見逃さない

近年、乳幼児から大人まで、特定の食物が原因でアレルギー症状を起こす人が増えています。重篤なアナフィラキシーショックを起こす人も年々増加しています。そのため、食物アレルギーのある人にとっては、加工食品のアレルギー物質（アレルゲン）表示は健康被害を避けるための重要な情報です。

表示義務があるアレルギー物質は、えび、かに、小麦、そば、卵、乳、落花生の7品目。その他に、大豆、いか、豚肉など、表示が推奨されている20品目があります。アレルギー物質については、これら27品目について、食品、添加物を問わず、原料由来の表示義務があります。

加工食品のラベルを眺めていると、意外なアレルギー物質が入っていることに気づくはずです。たとえば、ハムの原材料名に「卵、大豆、乳成分を含む」となっていることがあります。

ハムは伝統的な製法ですと、豚のもも肉に塩と砂糖と香辛料をすり込んで寝かし、燻製《くんせい》にしてつくります。一方、コストを下げて大量生産するハムは、豚のかたまり肉に添加物を配合した調味液を注射して1・5倍ほどに増量します。要は〝水増し〟ハムですね。水分を肉の中で固めたり、結着させたりするために、調味液の中に卵タンパクや大豆タンパク、添加物として乳成分のカゼインナトリウムを混ぜているため、アレルギー物質表示に記載されているのです。

醸造酢やぬか漬けに「かにを含む」とアレルギー物質表示があるケースも。これはかにの甲羅《こうら》からとれるキトサンという添加物を、酢の濁りを防いだり、雑菌の発生を抑えたりするために使っているからです。

また、卵や小麦などのようにアレルギー物質として表示する義務のない甘味料が、アレルギー症状を引き起こす事例が何度も報告されています。

低カロリー志向で砂糖の代わりに甘味料が、いろいろな食品で使われるようになっていますが、食物アレルギーを起こしたことのない人が甘味料の入った食品を食べた直後、顔が腫れたり、じんましんが出たりということもあるので要注意です。

添加物であれば、「甘味料（キシリトール）」などと記載する表示義務があるので、甘味料として何が入っているかわかります。ところが、イチゴジャムの原材料で登場したエリスリトールは添加物に指定されておらず、食品扱いなので、原材料に占める重量割合が低い場合には表示されないことがあります。

あんパンやアイスクリームを食べた人が、じんましんが出て、呼吸困難に陥ったケースは、エリスリトールがアレルギーの原因でした。しかし、どちらの原材料名にも記載されていなかったのです。

表示されていないと繰り返し、健康被害が誘発されてしまいます。未だ甘味料のアレルギー物質表示の動きはないようですので、原因不明のアレルギー症状が起きたら甘味料を疑ってみることも必要です。

⑥「無添加」「不使用」誇張表示には罠《わな》がある

前章で、パッケージの表側に「化学調味料無添加」と書かれていても、うま味調味料の代替となる酵母エキスが入っていることもあるし、ほかの添加物もまったく入っていないとは限らないとお伝えしました。

食パンや菓子パンでは、「イーストフード、乳化剤不使用」などの表示をよく見かけます。山崎製パンはこのような誇張表示は、「イーストフードや乳化剤の代替物質を含め一切使用されていない、もしくは一切含まれていない」と消費者に誤解を与え、誤認させる不適切な表示として、ホームページで見解を示しています。

実際に山崎製パンが「イーストフード、乳化剤不使用」などの誇張表示のあるパンを科学的に分析したところ、イーストフードや乳化剤と同一の成分あるいは同一の機能を持った代替物質を使用していたとのこと。

さらには、「安全性が国際的に公認され広く使われているイーストフードや乳化剤に何か問題があり、『不使用』誇張表示がされている食パンや菓子パンが、食品安全面、健康面で、あたかも優位性がある商品のように誤認される恐れがあり、適切な表示とはいえません」とも。ホームページにはさまざまなデータが掲載され、「不使用」表示に大々的に異議を唱えています。

イーストフードは、パン酵母の発酵を促すための栄養源として、またパン生地の改良剤として使われる一括表示の食品添加物です。通常、塩化アンモニウム、リン酸三カルシウム、酵素、膨張剤など、10種類に及ぶものもあります。イーストフードを使えば製造工程がスムーズになり、ふんわりと食感のいいパンを廉価で大量生産できます。

「無添加」「不使用」表示に関しては、今までルールがなかったのですが、消費者庁は消費者に誤認を与えやすいため、どのような場合に表示を使用できるか、ガイドラインを2020年度中にまとめる方針です。

食品選びの目安となるJASマーク

JASマーク

品位、成分、性能等の品質についてのJAS規格（一般JAS規格）を満たす食品や林産物などに付される（添加物不使用とは限らない）。

特色JASマーク

「地鶏肉」や「熟成ハム」など高付加価値やこだわりのある規格（特色のある規格）に対するマークは、生産情報公表食品、定温管理流通食品と統合され特色JASマークに。

有機JASマーク

有機JAS規格を満たす農畜産物などに付される。有機JASマークが付されていない農畜産物と農畜産物加工食品には「有機○○」などと表示できない。

⑦化学物質を低減したいのなら有機ＪＡＳマークに注目する

葉っぱの模様が真ん中に描かれた、緑色のＪＡＳマークを知っていますか。このマークは「有機ＪＡＳ」といって、原則農薬や化学肥料などの化学物質に頼らないで、自然界の力で生産された食品を表しており、野菜や果物などの農産物、加工食品、牛乳、卵、チーズ、ハムなどの畜産物につけられます。

有機農産物加工食品の場合は、原材料の重さのうち95パーセント以上が有機農産物あるいは有機農産物加工食品であることや、製造工場は農薬や洗浄剤で汚染されないように管理されている必要があります。また、製造にあたっては、ポジティブリストに載った添加物しか使用できません。たとえば、クエン酸などは認められています。

　また、有機ＪＡＳ規格では、加工食品でも遺伝子組み換えの原材料を用いることはできません。つまり、添加物や遺伝子組み換え農産物を使った食品をできるだけ避けたい人は、有機ＪＡＳマークのものを選べば安心ということです。

　有機ＪＡＳマークがついた食品は日本のスーパーでも徐々に増えてきましたが、まだまだ消費者の間で認知度は低いようです。皆さんも食材を買うとき、このマークを探してみてください。

第 3 章

脅《おびや》かされる日本の食

日本は遺伝子組み換え作物の消費大国

添加物だけでなく、遺伝子組み換え食品、ゲノム編集食品、残留農薬の問題など、消費者の食への懸念は尽きません。

この章では、皆さんの食生活の指針になるように、これらの現状についてお話ししていきたいと思います。

4割以上の人が、遺伝子組み換え食品に対して不安がある――。２０１７年に消費者庁が発表した「消費者意向調査」（約1万人が回答）の報告書では、安全性審査を経て流通しているものであっても、遺伝子組み換え食品について不安がある人の割合は40・7パーセント。そのうち、遺伝子組み換え技術を知っている人で不安があると回答した割合は、62・2パーセントに及びました。

また、遺伝子組み換え食品を8割強の人が、「避けている」、あるいは「できるだけ避けている」と回答しています。

この調査が示すように、スーパーで買い物をするとき、「遺伝子組み換えでない」という表示を意識して食品を選んでいるという人は多いのではないでしょうか。

ところが、2023年4月から「遺伝子組み換えでない」という表示が消え、遺伝子組み換え食品を避けたくても、それを選べないということになるかもしれないのです。

この「表示問題」をお話しする前に、まず、遺伝子組み換え食品とはどういうものか、説明しておきましょう。

遺伝子を組み換えた作物は、英語の Genetically Modified Organism の頭文字をとってGMO作物とも呼ばれ、主にアメリカ、ブラジル、アルゼンチン、インド、カナダなどで栽培されています。除草剤や害虫に耐性のある遺伝子を組み込んだりして、たくさん実をつける品種、早く収穫できる品種、干ばつに強い品種、病気に強い品種などをつくることによって、「世界の胃袋」を満たすために、格段に収穫量を増やすことができるようになったのです。

日本国内では研究開発のための試験栽培は行なわれていますが、食用の流通を目指した商業栽培は現時点で行なわれていません。商業栽培は法律で禁止されているわけではないのですが、市民団体が各地で反対運動を起こし、多くの自治体が組み換え作物の栽培を実質的に禁止する条例を次々に制定しています。

しかしながら、食料自給率の低い日本は、遺伝子組み換え作物の輸入大国、消費大国なのを知っていますか。

日本に初めて遺伝子組み換え作物が輸入されたのは１９９６年で、以降、輸入量は増え続けています。日本へ輸入が認められている遺伝子組み換え農作物は、トウモロコシ、大豆、菜種、ジャガイモ、テン菜、パパイヤ、綿実、アルファルファの合計８種類。

現在では年間約１９００万トン以上の遺伝子組み換え作物を輸入しており、この量は日本が輸入している主要な農作物の約半分を優に超える量で、米の年間消費量の約２倍以上にも相当します。輸入したトウモロコシも大豆も90パーセント以上が遺伝子組み換え作物で、遺伝子組み換えトウモロコシは、世界最大の消費量という多さです。

表示義務のない食品があふれている

「トウモロコシなんて、ときどきしか食べないから実感が湧かない」「普段よく食べている納豆や豆腐、ポテトチップスのパッケージのラベルには、『遺伝子組み換えでない』と表示されている」など、原材料名に「遺伝子組み換え」という表示があるのを見たことがないという人がほとんどでしょう。

ですが、表示がされていないだけで、日常的に遺伝子組み換え技術を使った食品を日本人は大量に消費しているのです。

遺伝子組み換えトウモロコシや大豆は、その多くが家畜のエサになったり、加工食品に使われたりしています。遺伝子組み換え飼料を食べた家畜の食肉、卵、牛乳を通して、間接的に口にしていることになります。これらの食品には、遺伝子組み換え飼料を使った旨の表示義務はありません。

加工食品では、スナック菓子、缶詰、豆腐、油揚げ、納豆、味噌などに遺伝子組み換え作物を使用した場合は、その旨を表示しなければなりません。ただ、これらの表示義務のある食品で遺伝子組み換えのものはまったくといっていいほど、流通していません。メーカー側も、表示義務がある食品に遺伝子組み換え原料を使うと、売れないというのがわかっているんですね。

一方、遺伝子組み換えのトウモロコシ、大豆、菜種を原料にした食用油、それらの食用油を使ったマーガリン、マヨネーズ、ショートニング、ホイップクリーム、遺伝子組み換え大豆でつくったしょうゆ、清涼飲料水に大量に使われている異性化糖や果糖ブドウ糖液糖などのシロップ、水飴、水飴を入れたみりん風調味料、コーンフレークなどには、表示義務がありません。トウモロコシからつくったコーンスターチは表示義務がありますが、コーンスターチからつくったシロップなどの糖類には表示義務はないわけです。

表示義務がないのは、最終的な製品が高度に生成され、組み換えられた遺伝子やその遺伝子がつくる新たなタンパク質を検出できないからという理由です。なお、コーンフレークは超高温で処理するため、タンパク質が完全に変形して残っていないという、あまり納得できない理由で表示義務がありません。ですが、検出技術が向上しているため、コーンフレークについては表示を義務化するかどうか検討されているようです。

スーパーに行けば、遺伝子組み換え技術を使っていても表示されない食品があふれているのです。

日本に輸入が許可されている
遺伝子組み換え作物

日本に輸入が許可されている遺伝子組み換え作物（現在8種のみ）

作物名	表示義務のある主な食品	表示義務のない主な食品
トウモロコシ	コーンスナック菓子 コーン缶 ポップコーン コーングリッツ コーンスターチなど	異性化糖、果糖ぶどう糖液糖等の糖類 コーンフレーク 水飴 この他、みりん風調味料、醸造酢、醸造用アルコール、キシリトールなど、多くの種類が流通。
大豆 （枝豆、大豆もやしを含む）	豆腐　きなこ 油揚げ　大豆煮豆 納豆　など 豆乳 味噌	サラダ油 植物油 マヨネーズ マーガリン ショートニングなどの油製品 しょうゆ
菜種		
綿実		
ジャガイモ	ポテトスナック菓子 冷凍ポテトなど	表示がないからわからない！
テン菜		砂糖（てんさい糖） ※てんさい糖の形で流通しているものに遺伝子組み換えのものはほとんどないが、アメリカから輸入された菓子などに含まれていると思われる。
アルファルファ	アルファルファスプラウト	
パパイヤ	生パパイヤ （ハワイ産レインボー）	

知らずに食べている〝隠れ〟遺伝子組み換え原料

表示義務のある食品の場合、遺伝子組み換え作物を、食品の原材料として重量の割合が多いほうから3番目までに使用し、かつ、使った分量の割合が全体の5パーセント以上の場合に、「遺伝子組み換え食品」となり、表示されます。

たとえば、豆腐の原料に遺伝子組み換えの大豆を総重量の5パーセント以上使えば「大豆（遺伝子組み換えのものを分別）」、遺伝子組み換えのものかどうかを確認していない大豆を5パーセント以上使った豆腐は「大豆（遺伝子組み換え不分別）」などと、表示しなければなりません。

さらに加工食品の表示で注意しておきたいのは、遺伝子組み換え原料が全重量の4番目以降に使われ、5パーセント未満であれば、「遺伝子組み換えでない」と記載できることです。

また、「遺伝子組み換えでない」と表示できるのは、遺伝子組み換え作物とそうでない作物が混入しないように、生産する農場から食品メーカーによる製造段階までしっかり管理された食品のみですが、意図せず混入した場合は5パーセントまで認められています。

遺伝子組み換え飼料を食べた家畜の畜産品、サラダ油やしょうゆなどの表示義務のない加工食品、重量の割合が少ない原材料……、遺伝子組み換え作物に由来する「表示されない」食品が、日常的に食卓に並び、知らずに口にしている可能性は大いにあるのです。

添加物にもＧＭＯ《遺伝子組み換え》が潜んでいる

ところで、見落としてならないのが、遺伝子組み換え技術が農産物だけに使われているのではないということです。国の認可のもと、さまざまな添加物に入り込んでいます。

たとえば、うま味調味料の王様「グルタミン酸ナトリウム」は前述したように、遺伝子組み換えのバクテリアが吐き出したグルタミン酸を生成して、つくり上げた化学物質です。

ドレッシングのトロミをつくるために利用される「キサンタンガム」、ノンカロリー甘味料「アスパルテーム」や「キシリトール」、粘りを出したり、食感や弾力性を向上させたりする「加工デンプン」、味噌を着色する「リボフラビン（ビタミンB_2）」といった添加物も、みな遺伝子組み換え技術からつくられたものです。

１９８０年代の後半、「トリプトファン事件」と呼ばれる、遺伝子組み換え食品による世界初の死亡事故がアメリカで起こりました。必須アミノ酸のトリプトファンが入った健康食品を摂取した人たちの間で、血液中に好酸球という白血球の一種が異常に増加して筋肉痛や発疹といった症状が次々に現れ、被害は１５００件以上、30人以上の死者が出たのです。この甚大な健康被害の原因は、昭和電工という日本の企業が、バクテリアの遺伝子組み換えを行なってトリプトファンを製造した際に精製過程が不十分であったため発生した不純物であると結論づけられました。

後年、健康被害の原因は不純物ではなく、サプリメントの過剰摂取ではないかという研究報告が出されていますが、この事件は遺伝子組み換えという技術の導入により、予測しないことが起こりうるという印象を人々に植えつけました。

添加物も外食も表示義務のあるＥＵ

遺伝子組み換え食品の表示規制が厳格なのは、ＥＵです。

栽培状況に関しては、２０１７年の時点でスペインとポルトガルの一部で遺伝子組み換えトウモロコシが栽培されていますが、ほかの国では行なわれていません。また、アメリカとの貿易摩擦を避ける意図もあり、アメリカ産の遺伝子組み換え作物が輸入されています。

ただし、表示義務は日本のように緩《ゆる》くなく、遺伝子組み換え作物に由来する遺伝子やその遺伝子がつくるタンパク質が最終的な製品に残るか否かにかかわらず、遺伝子組み換え作物から生成されたすべての食品が表示対象です。

ＥＵでこのような規制ができるのは、トレーサビリティのシステムを利用しているからです。生産、流通、加工といったすべてのプロセスにおいて、遺伝子組み換え原料を使用しているかどうかを、その都度、確認し、必要であれば追跡できる仕組みがあるのです。

このため、食用油、食品添加物、飼料などについても、「この製品は、遺伝子組み換え体を含む」とか、「遺伝子組み換え（作物名）から製造」などと表記することが義務づけられています。

さらに、レストラン、病院、社員食堂などの飲食施設で提供される食品にも同様の義務があります。また、偶発的な意図しない遺伝子組み換え作物などの混入については、日本が５パーセント以下であるのに対してもっと厳格で、個々の原料ごとに占める割合が０・９パーセント以下であれば表示を免除できます。

日々、口にする食べ物を自ら選ぶ自由と知る権利を、ＥＵでは与えられているのです。

消費者の選ぶ権利、知る権利が失われる

ところが、日本では「遺伝子組み換え」食品に関して、消費者の選ぶ権利、知る権利と逆行する流れになってしまいました。

というのは、消費者庁が２０１７年度に設置した「遺伝子組換え表示制度に関する検討会」で、「遺伝子組み換えでない」という任意表示を認める混入率を、現行の５パーセントから「不検出」に引き下げるという報告がまとめられたからです。現代の技術なら混入率をほぼ０パーセントまで検出できるし、混入しているのに「遺伝子組み換えでない」と表示するのは誤認を招くというのが一つの理由のようです。

「不検出」なら、表示基準が厳格化されるのでいいじゃないかと思うかもしれません。し

かし、いくら徹底的に分別管理をしても、遺伝子組み換えのものが混入するリスクを完全に排除することはできないのです。

ＥＵの０・９パーセントに対して、日本は５パーセントと抜け穴が多いので、消費者団体などがもっと低くするように求めてきました。それが、表示制度が変わる２０２３年４月から一気に、混入率が「不検出」、つまり限りなく０パーセントでないと、「遺伝子組み換えでない」という表示ができなくなってしまうのです。

どういうことかというと、たとえば、オーストラリア産の菜種からつくった菜種油の場合、遺伝子組み換えの菜種の意図しない混入率が５パーセント以下であれば、「遺伝子組み換えでない」と、現行では表示できます。しかし、厳格化によって、遺伝子組み換えの菜種が５パーセント以下である菜種油は「遺伝子組み換えでない」と表示できなくなり、１００パーセント遺伝子組み換えでつくった菜種油は現行のまま「遺伝子組み換え」という表示を逃れます。

どちらも私たちにとっては、等しく「遺伝子組み換え」が不明な菜種油となってしまうのです。これでは、消費者の知る権利、選ぶ権利がありません。

メーカー側としては、手間も費用もかけて非遺伝子組み換えの原料を調達したのに、

「遺伝子組み換えでない」と表示できなくなるのではメリットがありません。表示を差別化できないなら、コストのかかる分別輸入をやめて、遺伝子組み換えが大半の原料を使ったほうが商売になると考えるメーカーが出てくるのは当然でしょう。表示ルールが消費者優先ではなく、企業優先になっている例の一つです。

長年、食べ続けたときにどうなる⁉

日本で流通している遺伝子組み換え食品は、当然ながら国が安全性を確保しています。その中には、除草剤ラウンドアップに対して耐性を持つトウモロコシや大豆などもあり、すでに３２２種もの遺伝子組み換え食品が大量に輸入されています（令和元年11月12日時点）。

しかし、安全だからといわれても、特定の除草剤をかけても枯れない遺伝子を組み込んだり、殺虫毒素を持つ微生物の遺伝子を組み込んだりしてできた農産物を、「気持ち悪いから」食べたくないという人もいるでしょう。それはごく普通の感覚だと思います。

世界保健機関（ＷＨＯ）傘下の国際がん研究機関（ＩＡＲＣ）は、除草剤ラウンドアップの主要成分であるグリホサートを「おそらく発がん性の可能性がある」としています。ドイツやフランスでは、グリホサートを使用禁止にする方針がすでに決定されています。そのグリホサートが大量に散布されている遺伝子組み換え作物が、どんどん日本に輸入されているのです。

一方、遺伝子組み換え作物を開発している企業は、遺伝子組み換え作物はすでに20年以上利用されており、遺伝子組み換え作物の摂取によって何らかの健康被害が生じたという事例は一切ないと胸を張ります。

私は逆に考えます。遺伝子組み換え食品が市場に出回り始めてから、まだ20数年と歴史が浅い。添加物と同じように3世代、100年近く食べ続けた場合にどんな影響が出てくるのか、まだはっきりとはわからないと思うのです。

食用油の多くが、遺伝子組み換え原料

「遺伝子組み換えでない」という任意表示が事実上不可能になってしまうのであれば、遺

伝子組み換え食品をできるだけ食べたくない人たちは、どのように選べばよいのでしょう。

日本で流通している加工食品の中で、遺伝子組み換え作物を原料として最も多く利用しているのが食用油、つまりサラダ油です。遺伝子組み換え食用油を避けたいのであれば、原産地が国産と記載されていない菜種油、コーン油、大豆油は選ばないほうが賢明です。その代わりとなるのは、ごま油、オリーブオイル、米油、紅花油や、国産表示のある菜種油など、油の品名が記載されているものです。


安いしょうゆの原材料名を見ると、脱脂加工大豆、アミノ酸液、果糖ブドウ糖液糖などが入っていることが多く、これらも遺伝子組み換え原料を使用している可能性が高いでしょう。しょうゆの場合は、国産の丸大豆からつくったものなら、ひとまずは安心といえます。


日本では今のところ、遺伝子組み換え作物は商業栽培されていないので、日本の農家を応援する気持ちで、積極的に国産原料の食品を食べるようにするのも選択の一つです。

また、有機ＪＡＳ規格では、種や苗はもちろんのこと、農場や作物に使う資材や加工原材料、食品添加物についても、遺伝子組み換え技術を用いたものを使うことはできません。

つまり、有機ＪＡＳマークのついた農産物や加工品は、生産から加工までの全段階で遺伝子組み換えではないことが保証されている食べ物といえるのです。

　国産や有機ＪＡＳ規格の食品は少々値が張りますが、安価な加工食品に次々に飛びつくのをやめて手づくり料理に置き換えれば、家計の負担になるほどのことではないと思います。

肉厚マダイ、血圧上昇を抑えるトマト

　肉厚のマッスル・マダイ、血圧の上昇を抑えるトマト、天然毒素が少ないジャガイモ、アレルギー物質が少ない卵、収穫量の多いイネ、攻撃性がなく養殖しやすいサバ……。これらは、日本の大学などの研究機関で開発が進んでいる「ゲノム編集食品」です。実に多岐にわたる食品が実現化されそうです。中には、商品化目前のものもあるようです。

　遺伝子を効率よく改変できるゲノム編集という技術で生まれた食品が、２０１９年の秋から販売解禁となりました。しかし、遺伝子組み換え食品と同様、その「正体」がはっきりせず、不安視する消費者が少なくありません。

　ゲノム編集食品は、この本を執筆中の現段階では市場に出回っていないようですが、いずれ、肉厚マダイでつくったかまぼこや、毒素の少ないジャガイモでつくったポテトチップスを知らないうちに食べるようになるかもしれません。ゲノム編集食品であることは、表示しなくていいというルールになったからです。

　すでにアメリカでは、ゲノム編集食品が流通しています。たとえば、健康にいいとされるオレイン酸を多く含む大豆。トランス脂肪酸の生成量が少なく、酸化しにくいため通常より3倍ほど長持ちするそうです。このゲノム編集大豆でつくった食用油のラベルには、「Ｎｏｎ－ＧＭＯ」、すなわち遺伝子組み換えではないと記載されていますが、ゲノム編集食品である旨は表示されていません。

　ゲノム編集された高オレイン酸大豆がアメリカ側の要請で日本に輸入され、オレイン酸豊富な食用油、「遺伝子組み換えでない」豆腐、納豆としてスーパーに並び、ゲノム編集食品であることを知らずに口にする日は、そう遠くないのではないでしょうか。

ゲノム編集食品に「届け出」「表示」義務はない

そもそもゲノムとは何かというと、生物が持つ遺伝情報全体のこと。いわば生物の設計図です。その遺伝情報を構成するＤＮＡの一部を切断して特定の遺伝情報を欠損させたり、切断した場所に別の遺伝子を挿入したりして生物の設計図を変える技術のことを、ゲノム編集といいます。

本来その植物にはない遺伝子を外部から組み込む遺伝子組み換え食品は、健康への影響がないか、国の安全性審査を受けることが義務づけられています。ゲノム編集でも、切断した部分に外部から遺伝子を組み入れることはできますが、消費者の間で遺伝子組み換えに対する根強い警戒感があるため、開発は進んでいません。

一方、ゲノム編集食品でも、外からの遺伝子を組み込まず、特定の遺伝子を切断してその働きを失わせただけであるならば、従来の品種改良と同じで安全性に問題はないとして、審査を受けず、アメリカに右に倣《なら》えで表示義務もなしで流通させることが可能になったのです。

販売する企業は、厚生労働省に「事前相談」をして届け出るだけです。ただ「届け出」

遺伝子改変技術を使った食品の規制状況

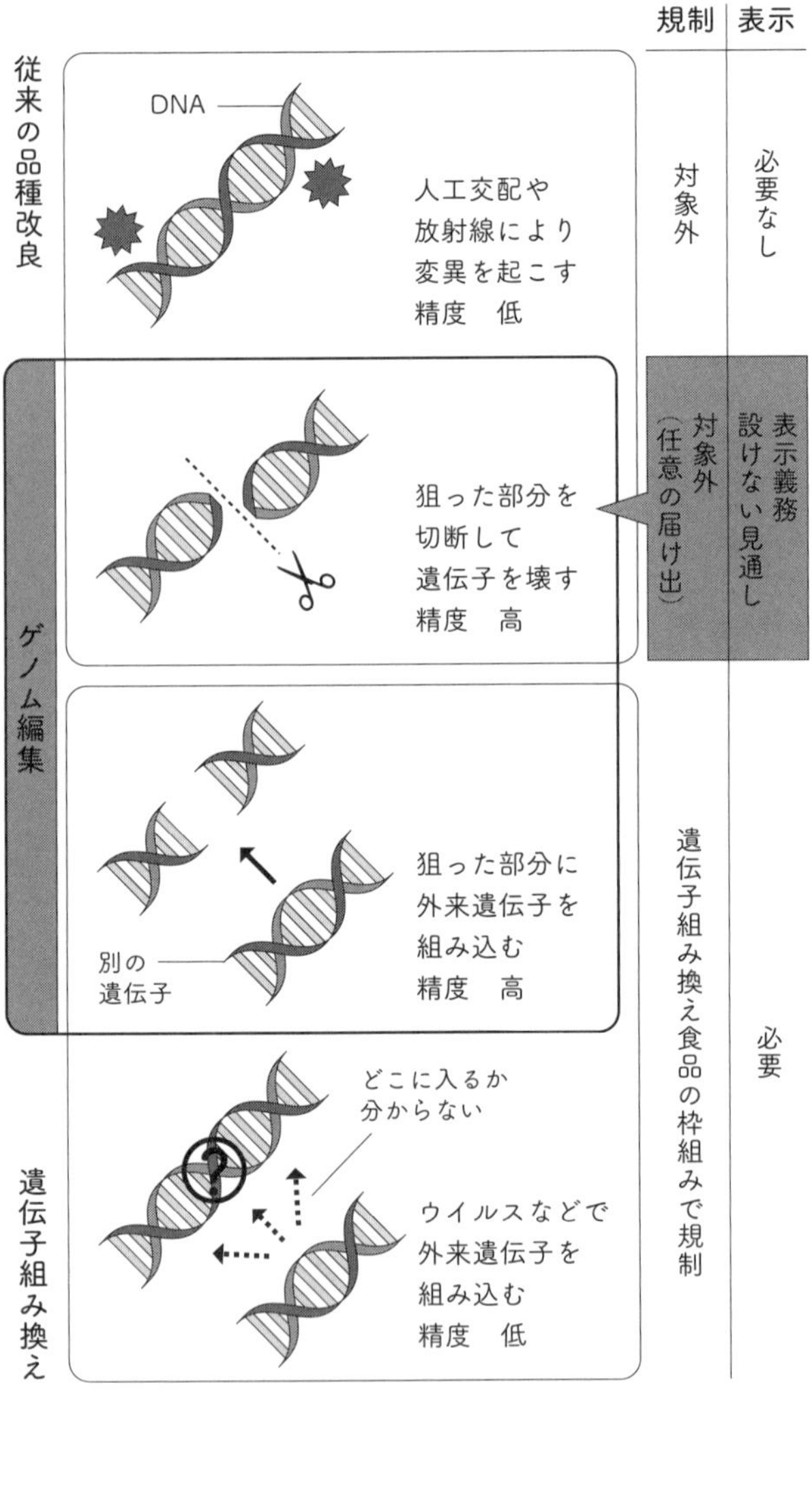

は任意なので、これでは今後、一体、どの食品にゲノム編集技術が使われているのか、知る術《すべ》がなくなってしまいます。

なぜ、「安全性」に問題がないのか

ゲノム編集食品について、国が安全性に問題はないとしているのは、「ゲノム編集技術は、生物がもともと持っている遺伝子を編集して改変するだけ」という考えがあるからです。実際、遺伝子の改変は、自然界でも偶発的な突然変異の形で起きています。また、従来の品種改良では、放射線や化学物質を使って人工的に突然変異を起こさせる方法も使われてきました。

たとえば、味がよく病気に強いことで知られる「ゴールド二十世紀」梨も、放射線物質で遺伝子の一部を切って突然変異を起こさせて誕生した品種です。一般的に、こうした手法で新たな品種を生み出すには、意図したような特質を発現させるために何度も繰り返し実験を行なわなければならず、短くて数年、長い場合は数十年もの年月がかかります。

それに対して、ゲノム編集技術は、たとえばマダイの筋肉細胞の増加を止める遺伝子など、標的とする遺伝子をほぼ正確に探し出すことができます。そして、ピンポイントでその遺伝子を、ハサミの役割をする特殊な酵素を使って、チョキンと真っ二つに切ってしまえます。すると、筋肉細胞の増えすぎを抑える遺伝子が欠損したマダイは、筋肉がどんどん増えてマッスル・マダイとなるのです。

特定の遺伝子を狙って遺伝子を改変するゲノム編集食品は、従来の品種改良と比べて、1～4年というかなり短い期間で、しかも低コストで開発できると期待されています。

遺伝子をちょん切るだけのゲノム編集に関するリスクは、突然変異を起こさせる品種改良と変わらないというのが、国のスタンスです。また、安全審査をしないのは、その食品から遺伝子の改変が見つかっても、それがゲノム編集の結果なのか、自然に起きた突然変異なのか、科学的に見極めがつかないという理由を挙げています。

この見解に対し、「ゲノム編集で操作された遺伝子には、その痕跡が残るので検出できるはずだ」と明言する専門家もいます。

「オフターゲット」という未知のリスク

国がゲノム編集食品に「安全宣言」を出す一方、未知のリスクがあると指摘する専門家も少なくありません。

リスクの一つが、標的の遺伝子を切るはずのゲノム編集のハサミが、意図しない別の遺伝子を切ってしまい、変異させてしまう「オフターゲット」の問題です。

例を挙げると、ジャガイモは光に晒《さら》されると、ソラニンなどの天然毒素を生成して緑色に変色します。しかし、もしオフターゲットによって、緑色にする遺伝子が切断されてしまったら、毒が生成されていても緑色に変色せず、気づかずに食べてしまうリスクが生まれます。

また、オフターゲット変異が起きることによって、欠損した遺伝子の代わりに別のタンパク質が生成される事例も生じており、それが未知のアレルギー物質となるリスクも指摘されています。

ゲノム編集食品の開発者はオフターゲット変異が起こる箇所や頻度を調査し、防ぐ対策を講じているそうですが、日本の研究機関の間で統一された評価方法や、国際的な評価基準はまだありません。

今後、さまざまな植物、生物の遺伝子をゲノム編集していく過程で、標的でない遺伝子を切断してしまい、人体に影響を与える何らかの毒性物質が人智を超えたところで生まれてしまう。今までにない変異を持った品種をつくり出してしまう。そんな可能性がゼロとはいいきれないのではないでしょうか。

なお、オフターゲットの問題についても、国は、狙った遺伝子以外で変異が起きても、それが自然界で起きた突然変異なのか、ゲノム編集の切断による変異なのか、区別がつかないという見解を示しています。

遺伝子改変で誕生した「角のない牛」

アメリカでは、ゲノム編集技術による家畜の遺伝子改変の取り組みがすでに進んでいます。ゲノム編集で２０１５年に誕生したのが、角のない畜牛です。

牛は通常、角を持って生まれますが、ほかの牛や飼育する人間を傷つけないよう、若いうちに苦痛を伴う角の除去施術を受けます。しかし中には、アンガス牛など特定の肉牛種には生まれつき角がなく、角の成長を妨げる変異遺伝子を元々持っている種がいます。

動物遺伝子学とバイオテクノロジーの専門の科学者たちが、この肉牛の角のない状態に関与する遺伝子を特定し、遺伝子ベンチャー企業の協力のもと、代表的な乳牛種ホルスタインから採取した細胞に、ゲノム編集技術を用いてＤＮＡ改変作業を行なったそうです。

しかし、その後、ＤＮＡ改変で誕生した角のない牛に、本来牛のものではないはずの抗生物質耐性遺伝子が意図せず組み込まれていることが、ＦＤＡ（アメリカ食品医薬品局）の科学者によって偶然、発見されます。ゲノム編集を行なう段階で、意図せぬ汚染が起きていたわけです。

危険な遺伝子ではないですが、安全であると保証することは誰にもできません。結局、ゲノム編集で生まれた角のない雄牛５頭と牝牛１頭は、生かしておくにはリスクが高すぎると殺処分とされることになりました。角を除去するという苦痛を牛に与えないために、期待されていたゲノム編集の結果が、殺処分とは皮肉なものです。

ゲノム編集技術は、遺伝子組み換え作物と同様、環境への影響も懸念されています。アメリカやイタリアでは、遺伝子を変異させて除草剤に耐性を持つように開発されたイネが、野生のイネと交雑して除草剤耐性の雑種イネになり、駆除できないほど繁殖して大きな問題になった実例があります。

ゲノム編集食品が体と環境に与える影響は「まだわからない」、というのが現状ではないでしょうか。ゲノム編集は歴史が浅い技術であり、まだ改良が続けられている段階です。意図しないことが起きるかもしれないし、起きたとしても100パーセント検出されるわけではありません。将来、人類にしっぺ返しが来るかもしれないのです。

「グレー」なら規制する「予防原則」を

耐病性があり、気候変動に強い品種を開発して、食料生産を持続可能なものにしたり、体によい特性のある食品を開発して人々の健康に貢献したりと、ゲノム編集技術は夢のバイオテクノロジーとも評されます。

しかし、ゲノム編集食品のあり方について、消費者にきちんとわかりやすく情報公開されず、「届け出」だけで商品化され、表示義務もなく販売されるなら、「そんな得体の知れない食べ物は、口にしたくない」と、私なんかは思います。

遺伝子組み換え作物の輸入が始まってから、ようやく20年あまり。ゲノム編集食品は近年、開発が始まったばかりで、解明されていないことがまだたくさんあります。

国によっても対応が分かれ、日本とアメリカは足並みをそろえ、特定の遺伝子を切断するだけならば安全性審査や表示義務は不要です。一方、ＥＵ（欧州連合）司法裁判所は、「遺伝子組み換え食品と同じ規制をすべきだ」と判断しました。

ＥＵでは「予防原則」という考え方が基本です。白か黒かわからない「グレー」であれば、それも規制すべきという方針です。ＥＵのように、生産、加工、流通の段階の履歴を見ることができるトレーサビリティ制度があれば、ゲノム編集食品かどうかも判明すると思うのです。

日本では法制度があるのは、狂牛病の発生を契機に制定された牛と米のトレーサビリティ法だけです。ですが、近年は生協だけでなく、大手スーパーでも畜産品や農産品を生産者から直接仕入れることで、飼育法や栽培法の履歴を管理する取り組みも増えています。そのようなケースは、ゲノム編集食品かどうかを把握できるはずです。

私たちが食品を選ぶときは、「安全」のみならず、「安心」が重要なポイント。まだまだ未知数のバイオテクノロジーだからこそ、せめて表示を義務化して「安心」して食品を選択できるようにしてほしいものです。

日本は有機食品の後進国

ゲノム編集食品の販売解禁に向けて、農林水産省でゲノム編集食品の「有機ＪＡＳ表示を認めるかどうか」が議論されていました。ようやく有機ＪＡＳマークの使用を認めない方針となり、有機ＪＡＳ判定員でもある私は胸をなでおろしました。

有機ＪＡＳマークは、農産物や加工品が遺伝子組み換え食品でないことや、規定以外の添加物を使用していない食品であることを見分ける、唯一のマークです。それに、ゲノム編集食品を有機と認めないというのは多くの国の共通認識ですので、日本がゲノム編集食品に有機ＪＡＳを認めれば日本の有機食品は輸出できなくなってしまいます。

農林水産省の統計では、有機食品市場規模は２００９年から２０１７年の間に１３００億円から１８５０億円へと、伸びてはいます。しかしながら、アメリカ５兆円、ドイツ

１・３兆円、フランス１兆円と、欧米の有機市場が伸び盛りのメインストリームへ移行しつつある中、日本はまだニッチな市場の域を出ません。

実際、日本で有機農産物が農産物全体の売上高に占める割合はたったの１・５パーセントで、ドイツ10・４パーセント、フランス７・７パーセント、アメリカ５・５パーセントに比べると、いかに有機農業後進国であることがわかります。一人当たりの有機食品の年間消費額は、欧米の10分の１にもなりません。

ですが、逆から見ると、まだニッチ市場だからこそ、メインストリームにする大きなチャンスがあると思います。

それには、有機食品に対する認知度が消費者の間でもっと広がり、形が整ったきれいな農産物がいいという信仰をやめることも必要です。私は熊本で有機農業をしている知り合いの農家から野菜を宅配してもらっていますが、ふぞろいの野菜は商品にならないと嘆いています。もったいないので、そのふぞろいの農産物を中国や中東の富裕層向けに輸出したこともあるそうです。

２０２０年７月から、牛乳、卵、チーズ、ハムなどの畜産物にも有機ＪＡＳマークが導入されたり、大手スーパーが有機農産物の販売拡大戦略を打ち出したり、有機農業に新規に参入する若い人たちが増えてきたり……、徐々にですが機運は高まりつつあるように感じます。

フランスでは学校給食や病院食などの食材を、最低でも20パーセントはオーガニックにするという法律が施行されました。フランスのようにはいかないまでも、有機農業は成長が期待できる市場の一つなので、この機運に弾みをつける政府の後押しがあるといいのですが、いろいろな抵抗勢力が邪魔をしているようです。

その一つが、農薬の利権問題です。

農薬大国から脱却できない理由

「国産農産物なら農薬も少なくて安心・安全」。多くの人はそう思っているでしょう。しかしながら、日本は世界で有数の〝農薬大国〟だということを知っていますか。

ＦＡＯ（国連食糧農業機関）の最新のデータでは、日本の耕地面積当たりの農薬使用量は中国、韓国に次いで世界３位。米国の４・６倍、フランスの３・２倍を超えています。

この3カ国が農薬使用量ワースト3として定着しています。ですが、トップの中国は近年、政府や企業の支援で有機農産物の生産が増え、有機栽培の農地面積は世界第3位と躍進しています。また、韓国は有機栽培の食材を学校給食に取り入れることを推進し、その結果、有機栽培の農地面積は日本が0・3パーセントと低迷しているのに、韓国は5パーセントと日本の18倍に増えています。韓国は遺伝子組み換えの試験栽培を止め、グリホサートが主要成分の除草剤ラウンドアップの使用も禁止、日本で出荷量が増えているネオニコチノイド系農薬も屋外での使用を禁止しています。

このままだと、日本が世界一の農薬大国になる日も近いのです。

日本の農業で農薬を多く使用するのは、温暖多雨で病害虫を発生しやすい風土である、農業従事者が高齢化している、国土が狭いのでビニールハウス栽培など農地集約型農業で生産性を向上させなければならない、消費者が「きれいな形」の野菜を求める、といった理由が挙げられます。そして、もう一つ、有機農業のブレーキ役となっているのが、農協(農業協同組合)の存在です。

農協が種、肥料、農薬をセット売りして、農薬を使うように指導しているからです。その背景には、農協やその上位団体である全農(全国農業協同組合連合会)、農薬メーカーなどが、農林族議員を選挙や献金で支援し、農水官僚は関連団体に天下るといった既得権益を維持しようとする構図があります。「農協改革」が行なわれ、有機農業を支援している協同組合も出てきているとはいえ、未だ、農薬の緩い残留基準値が温存されて、多数の農家は農薬漬けから、なかなか抜け出せなくなっているのが現状なのです。

緩い残留農薬基準値

トマト68回、キュウリ50回、イチゴ52回……。これは熊本県の慣行栽培（農薬や化学肥料を使用する栽培）のガイドライン（令和2年）に記載されている、農薬の延べ散布回数です。これらは促成栽培の場合の散布回数ですが、食べる側の消費者から見ると驚愕の数字でしょう。ほかの県であっても似たり寄ったりの散布回数かと思います。

これほど多いのは、農協から農家にいつ、どの農薬を使うかなどが書かれたマニュアルが配られ、それにのっとって散布するからです。それにしても、なぜ、ここまで農薬を撒く必要があるのか。

それには、日本の「残留農薬基準値」の緩さが関係しています。添加物と同様、農薬には収穫後の農産物に残留する農薬の物質ごとの上限を定めた基準値があります。この基準値の根拠となるのが、その農薬を毎日一生涯摂取し続けても健康に影響が出ないとされる1日当たりの摂取許容量（ADI）です。ADIについては、添加物の安全性について取り上げた箇所（114ページ）でも説明しましたね。動物実験で得られたまったく毒性が見られない無毒性量に、安全係数の100分の1を掛ける方法も添加物と同じです。

このADI設定の考え方は国際的に共通していますが、食品ごとの残留農薬基準値については、各国がそれぞれの国の事情に基づいて定めています。農林水産省の「諸外国における残留農薬基準値に関する情報」を見ると、国によって基準値にかなりの差があることがわかります。

たとえば、日本で有機栽培以外の茶葉やペットボトルのお茶から、ほぼ100パーセント検出される「ジノテフラン」というネオニコチノイド系の農薬。日本の残留基準値は、EUの2500倍、韓国の3・5倍、台湾の2・5倍の基準の緩さです。国際基準であるコーデックス基準をも超えています。

お茶から検出される濃度は残留基準値の数パーセントにすぎないとはいえ、複数の農薬が多くの場合使われていることも考えると、お茶好きな日本人にとっては気になる基準値の差です。

北海道大学などの研究チームの調査によると、日本茶の茶葉39検体すべてから「ジノテフラン」を含む7種類のネオニコチノイド系農薬が検出されたそうです。そのうちの2種「チアメトキサム」「チアクロプリド」は、食品安全委員会により発がん性があると評価されています。皮肉なことに、輸出用のお茶は残留農薬がゼロという報道がありました。日本茶の輸出に力を入れるようになった政府が、相手国の規制に合わせるため、農家に使用農薬を限定する指導を行なった自国民無視の成果なのでしょう。

同じくネオニコチノイド系の「アセタミプリド」のイチゴに対する残留基準値は、ＥＵの60倍、アメリカの5倍。ブドウは、ＥＵの10倍、アメリカの4倍という緩さ。

ここまで差があると、各国の風土の違いがあるにしても、何か政治的な力も働いているのではと、勘《かん》ぐってしまうのは私だけでしょうか。

発達障害リスクもあるネオニコ農薬

「ネオニコ」と略して呼ばれるネオニコチノイド系農薬は、世界で最も広い範囲で使われている農薬です。ニコチンに似た成分（ニコチノイド）がベースで、水に溶けやすい特性があるため、植物が根から吸収すると茎から葉先まで隅々に浸透していき、虫が農薬漬けの葉を食べると死んでしまいます。残効性も高く、農薬の散布回数を減らすことができるため、１９９０年代から世界で使用量が急増しました。

それと相関関係を示すように世界各地でミツバチの大量死が相次いで報告され始めました。２００７年までに、北半球のミツバチの4分の1が消えてしまったともいわれています。花粉を媒介するミツバチは農業だけでなく、生態系全体に重要な役割を担っています。

ヨーロッパでは事態を重視して、ミツバチの大量死の原因と考えられていたネオニコチノイド系農薬の使用を規制する動きが始まりました。13年には、ＥＵが一部のネオニコチノイド系農薬を使用禁止に、現在では日本で認可されている7種のネオニコチノイド系農薬のうち6種が屋外での使用全面禁止、または未承認となっています。フランスでは7種すべてが禁止、または未承認です。

洗っても落ちないネオニコチノイド系農薬を使った米、野菜、果物を食べたり、お茶を飲んだりすれば、その成分は人間の体に入るということです。神経系に作用する毒性があり、微量であっても胎児期に暴露されたら成長過程でどのような影響があるかはわかっていません。多数の幼児の尿から複数のネオニコチノイド系農薬が検出されたという調査や、発達障害を引き起こす要因となるなど、子どもの脳との関係を指摘する研究が相次いで報告されています。

農薬の毒性試験は第三者機関ではなく、開発したメーカーが行ないます。それも商品に含まれる主要成分だけの試験で、その商品に複数含まれている添加剤も合わせた商品全体としての試験ではありません。個別の作物の主要成分が基準値以下でも、私たちは毎日複数の農作物を食べるわけですから、体内で複数の農薬や添加物が一緒になった場合の複合影響はないのかなど、懸念は尽きません。

ヨーロッパの決定は、科学的証拠は十分ではないものの、環境や生命に多大な影響を及ぼす可能性が高いと想定される場合に適用する「予防原則」に基づいたものなのです。ＥＵ以外でも、韓国も使用禁止、台湾、アメリカ、カナダ、オーストラリアでも規制強化をしています。

それに対し、日本は逆行し、ここ数年で複数のネオニコチノイド系農薬の残留基準値を大幅に緩和しています。農水省が安全性の再評価を行なうことにはなりましたが、それは２０２１年度からです。

東京都の「国内産野菜・果実類中の残留農薬実態調査」（平成29年度）によると、農産物の59パーセントに残留農薬が検出され、特にネオニコチノイド系農薬は野菜、果物ともに最も検出頻度が高く、この傾向は数年続くと考えられるとしています。

「ネオニコ」は消費者にとって身近な問題です。「国産は安心・安全」という信仰を、まずは考え直すことも大切です。

有機食材を食べ続ければ、体内の農薬が低減

有機農産物を食べることで、ネオニコチノイド系農薬の暴露を低減できるかどうか、検証を行なったＮＰＯ法人があります。福島県有機農業ネットワークという、地域資源を活かし持続的な有機農業を福島県に広げることを目指す、農家、消費者、研究者、支援団体

のネットワークです。
震災による原発事故で、甚大な被害を負った福島県の有機農家が直面したのは、信条である「安心・安全」が一方的に壊されたこと。失った信頼を取り戻すために、このＮＰＯ法人のメンバーが一丸となって農産物や土壌のデータを入念に調べ、安全性を確保するだけでなく、風評被害を払拭して「安心」という消費者の〝心の基準〟も取り戻そうと尽力しています。

ネオニコチノイド系農薬の検証実験では、まず、子育て世代の一般市民が農薬を散布して育てた慣行食材を食べたとき、尿からどのぐらいのネオニコチノイドが検出されるか専門家によって調べてもらいました。

農薬を散布した食材を食べると、合計で５・０ｐｐｂのネオニコチノイドが尿から検出されたそうです。検出されたのは、「ジノテフラン」が２・７ｐｐｂと最も高く、次が「アセタミプリド」での１・６ｐｐｂでした。ほかのネオニコチノイドも人によっては検出されたとのこと。

測定は０・１ｐｐｂまで行なわれています。ネオニコチノイドは、ホルモン作用のように超微量でも脳神経系に影響を与えるのではないかと懸念されているからです。

ｐｐｍとｐｐｂは、農薬の残留量に使われる単位で、濃度を示します。ｐｐｍは対象の物質が１００万分のいくつに当たる量、つまり１ｐｐｍなら１トンの中の１グラム、１キロの中の１ミリグラムに当たります。ｐｐｂは10億分のいくつに当たる量で、１ｐｐｂなら１０００トンの中の１グラムに当たります。

次に、有機食材を５日間食べてもらい、再度尿検査しました。すると、合計値が54パーセント減の２・３ｐｐｂに下がりました。さらに、１カ月間食べ続けると94パーセント減の０・３ｐｐｂにまで下がったそうです。有機食材を生産して日常的に自ら食べている有機農業者は０・５ｐｐｂだったとのことです。

農薬を散布して栽培した慣行食材を食べ続けると、母親を通して胎児のときから大人になるまで、複数のネオニコチノイドに継続して暴露され続けることになると、このＮＰＯ法人は警鐘を鳴らしています。

そして、ネオニコチノイドへの継続的な暴露を減らすためには、「予防原則」に立って有機農産物を食べることが推奨され、そのためには、国内の有機農業を国が推進し、農家が有機農業で生計を立てていけるように国が支援することで、消費者も容易に有機食材を入手できるようにする必要があるとしています。私もまったく同感です。そのために有機

JASマークがあるのですから。

有機野菜を普及させる三原則

私たちは何を優先して野菜を選ぶのか、考え直さなければなりません。色、形のそろったもの、安さを優先するのならば、農薬を使った慣行農業を支持することになります。

一方、有機農業を支援するなら、野菜を色、形、大きさで選ぶのをやめることです。そうすれば、もっと手頃な値段で無農薬・無化学肥料のおいしい野菜が手に入るようになります。有機野菜をもっと多くの日本の食卓に届けるためには、「無選別、不定貫、無指定」という三原則を有機農家、スーパー、消費者が実行すればいいのです。

①無選別——食べられるものをすべて出荷。色、形、大きさを品質基準にしない。
②不定貫——形、重さ、色をそろえない。一山いくらという売り方をする。
③無指定——販売者、消費者は品名を農家に任せ、指定しない。

スーパーは注文した予算分の入ってきた野菜を売る。たったそれだけです。現在のスーパーは野菜はいくらで売るという予算を立て、それから仕入れていきます。しかし、それが有機野菜をつぶしてしまうのです。

「無選別、不定貫、無指定」を実行することで、有機野菜でも慣行野菜と同等、あるいはもっと安い値段になるはずです。

有機野菜は、たしかに慣行野菜と比べて「見た目」のデメリットはあります。大きかったり、小さかったりします。形もニンジンが二股だったり、ジャガイモがいびつだったりします。だから皮もむきにくく面倒くさい。

でも有機野菜は何より滋味にあふれておいしい。その味を知ったら、もう慣行野菜には戻れません。少々のふぞろいなど、気にならなくなります。切ったら同じことです。

子どもたちにおいしい野菜を食べさせたい、農薬を使った野菜は食べさせたくない。そのためには形が少々ふぞろいだっていいし、三原則をスーパーと消費者が引き受けてくれれば生産者も農薬にまみれなくて済む。将来の子どもたちにいい環境を残したい。そういう考えの人が一人でも増えることを切に望みます。

国の補助も国産有機野菜を使う学校や、事業所に向けてもらいたい。調理師の人件費、調理設備など、消費拡大のための補助金を出してほしいのです。

輸入小麦の９割からグリホサートを検出

さて、気になる残留農薬は、輸入農産物もまた然《しか》りです。

たとえば、日本で消費されている小麦粉の約９割は、外国産の小麦からつくられています。そのうちの５割がアメリカ、３割がカナダからの輸入です。パン用では、97パーセントに外国産の小麦が使われています。

そして、輸入小麦やその小麦粉からつくったパン、スパゲティから頻繁に検出されるのが、国際がん研究機関（ＩＡＲＣ）が発がん性のリスクがあるとした、除草剤ラウンドアップの主要成分グリホサートです。農林水産省の調査でも、アメリカやカナダ産の輸入小麦には９割を超える検出率でグリホサートの残留が見つかるとしています。

なぜ残留するかというと、海外では小麦を刈り取る収穫前に、ラウンドアップを散布する「プレハーベスト」処理が常態化しているからです。収穫＝ハーベストの前＝プレに撒くのでプレハーベストですね。収穫直前にラウンドアップを撒き、小麦を枯らしてから収穫すると、効率がよくなり、収量も安定するのです。

一般社団法人農民連食品分析センターが19年にグリホサートの残留調査を行ない、公表したデータによると、市販の食パンと給食用のパンについては、原料が国産の小麦粉、あるいは有機小麦粉と判明している以外のパンからは、微量ですがほぼ検出されています。加工食品の原産国表示が始まるのは22年なので、小麦の原産国が不明なパンはおそらく外国産が原料でしょう。

食パンや給食パンから検出された値は、０・０３ｐｐｍから０・２３ｐｐｍの間でしたから、食品衛生法上では、問題なく安全であると評価される仕組みになっています。

しかし、ラットを使った動物実験で、ＥＵの無毒性量の半分の量を１週間、妊娠中の母ラットに投与すると孫世代とひ孫世代に腫瘍や生殖器の不全など、さまざまな障害が出たそうです。人間の場合は、親が摂取した農薬の影響が何十年も経ってから孫やひ孫に現れるかもしれないのです。

たとえ微量でもグリホサートの摂取をしたくない場合は、現状なら、国産か有機の小麦からできた小麦粉やパンを選択するしかないですね。

17年にはカリフォルニア州がグリホサートを発がん性物質のリストに加え、ドイツやフランスなどEU諸国をはじめとして、世界はグリホサートを使用禁止にする方向へ動いています。そんな中、日本ではホームセンターやネットでラウンドアップを簡単に入手でき、公園や学校、普通の家庭で庭の雑草対策や家庭菜園のために使われています。

そして、世界と逆行するように、日本は17年に厚生労働省が突然、グリホサートの残留基準を最大400倍に大幅に緩和しました。小麦はそれまで5ppmだったのが、一気に6倍の30ppmに緩和されました。厚生労働省の試算では、グリホサートの摂取源として日本人は小麦から46パーセント、大豆から20パーセントをとっています。

17年以降、何種類ものグリホサート剤が農林水産省によって新規登録され、国内での出荷量は増え続けています。世界中が規制する流れの中で、アメリカの要請に応えて、日本がグリホサートの受け皿になっているのでしょうか。残留基準値の大幅緩和と何か関連しているように思えてなりません。

国内産の大豆から、収穫前に散布したグリホサートが検出された事例も出ました。輸入大豆の多くは遺伝子組み換えとなり、アメリカのゲノム編集大豆からつくった食用油がもうすぐ日本に輸入されるかもしれず、国産大豆でも安心とはいえなくなってきている……。

日本の食が脅《おびや》かされていると感じます。

「外圧」で受け入れたポストハーベスト農薬

「プレ」の次は、「ポスト」ハーベスト問題です。農産物の収穫後にカビの発生防止を目的として使用される農薬のことで、収穫＝ハーベストの後＝ポストだから、ポストハーベストといいます。日本では食品衛生法での食品添加物として扱われています。

なぜ、海外では農薬なのに、日本では添加物なのでしょう？　「素朴な疑問」が湧きますね。日本では農産物の収穫後に、〝農薬〟を使うことは認められていません。しかし、農産物の輸入自由化問題でアメリカの要請を受け入れざるをえず、苦肉の策で、収穫後の作物は〝食品〟とみなされるため、ポストハーベストは「食品の保存の目的」で使用される添加物となったのです。

果物売り場で、アメリカ産のレモンに「防カビ剤（イマザリル、OPP－Na、TBZ）使用」などと、〝小さく〟表示されているのを目にしたことがあるでしょう。これらがポストハーベストで、外国産のかんきつ類などの果物が船便で長期間の輸送をされるときに生えるカビを防ぐために使用されています。バラ売りの場合でも表示義務があり、「防カビ剤」、または「防ばい剤」と用途名とともに使用した物質名を記載しなければなりません。

　ポストハーベストは、外国からの「要請」で認可されるケースがほとんどです。18年にはかんきつ類のほか、アンズやネクタリンに使用できるプロピコナゾールが9番目のポストハーベストの防カビ剤（指定添加物）として認可されました。

　収穫後に使用するポストハーベストは、自然の中での分解が期待しにくく、均一に分散しないで高濃度な部分が残るリスクも気になります。当然、健康に影響を及ぼさない残留基準値以下でないと輸入できないわけですが、防カビ剤と表示のある果物は個人的にはあまり手を伸ばしたくないですね。東京都福祉保健局のホームページによると、果皮を水洗いしてもポストハーベストは30〜70パーセントしか除去できないというのですから。

〝抜け穴〟だらけの新「食品表示」

食料自給率が37パーセント（平成30年のカロリーベース）という、先進国の中で最低の日本。当然、外国産の食材や加工品が大量に輸入されていますが、原産地を確認したい、国産を選んで購入したいと思っていても、表示がなく原産地がわからずじまいのことが多々ありました。

従来の加工食品の原料原産地表示は、合いびき肉、ウナギのかば焼き、干物、カット野菜、海苔など、生鮮食品に近い食品の23品目のみ義務づけられていたからです。

食品原産地を知ってから商品を購入したいという消費者の要望が増えたため、消費者庁はすべての加工食品の「原料原産地表示」に義務を課す新しい制度を２０１７年からスタートさせました。猶予期間を経て22年３月までに完全施行されることになっています。

前述した、グリホサートが検出された食パンの原産地が不明だったのは、まだ猶予期間中だったからなのですね。

さて、ここで問題です。次の原料原産地表示の中で、食パンの原料になる小麦粉に国産の小麦が使われているものは、どれでしょう。

（1）国産またはアメリカ産

（2）国産または輸入

（3）国内製造

答えは、どれも国産の小麦粉が使われているとは限りません。

新制度では、最も重い原材料の産地を記すのが基本となっています。2番目以下の原材料については「表記が望ましい」として、義務ではありません。たとえば、食パンの場合は小麦粉がいちばん重い原材料なので小麦粉の原産地は表示しなければなりませんが、2番目に重い原材料が糖類の場合は、その原産地の表示は義務ではないということです。

使用した小麦粉が、北海道産の小麦100パーセントであれば、原材料名には、「小麦粉（国産）」とか、「小麦粉（北海道産）」と記載されます。重量の多い順に、アメリカ産、国産、カナダ産の小麦を混ぜて使った場合は、「アメリカ産、国産、カナダ産」あるいは、「アメリカ産、国産、その他」となります。3カ国以上の原材料が使われている場合、3カ国目以降は「その他」と省略してもよいからです。

また、以下のような例外表示も認められており、かなり〝抜け穴〟だらけなのです。

一つめは、仕入れ国の変更などが多い場合などに、国と国を「または」でつないで記載する〝可能性表示〟が許されています。気候や相場変動などで原料の調達地や重量の順位が変わる食品もあるためです。よって、食パンの小麦粉が（１）の「国産またはアメリカ産」の場合、メーカーの過去の使用実績により、国産のほうがアメリカ産よりも多い場合は、このように記載できます。

あくまでも過去の使用実績で記載できるので、目の前にある商品は、国産１００パーセント、国産とアメリカ産の混合、アメリカ産１００パーセントのどれかの〝可能性〟があるわけです。要は、「国産」の文字が書いてありながら、「国産ゼロ」の可能性もあるのです。

２つめは、原産地が３カ国以上の外国の場合、国名を入れないで「輸入」とまとめて表記してよいという〝大括り表示〟が認められています。

３つめは、この〝可能性表示〟と〝大括り表示〟を合体した「国産または輸入」という表示。これも過去の使用実績で重量割合の高い順に「または」でつなげて表示できます。食パンの小麦粉が（２）の「国産または輸入」であれば、国産と３カ国以上の外国産のうち、どれかが使われていることを意味します。極端にいうと、地球上のあらゆる国の小麦粉のどれかということになってしまうのです。

「国内製造」は国産とは限らない

さらに誤解しやすいのは、「製造地表示」です。いちばん多い原材料が加工食品の場合は、「○○製造」という表示になるのです。食パン用の小麦は、そのほとんどがアメリカ産、カナダ産、オーストラリア産で、それらを国内で製粉して使われています。その場合、原産地は「国内製造」という表記が許され、小麦自体の原産地表示義務はありません。

つまり、大手メーカーの食パンはその多くが「国内製造」としか記載されないことになり、「国産小麦使用」などと謳っていない限りは、小麦の原産地はほぼ外国産と考えたほうがよいでしょう。

このように、新しい原料原産地表示では、「国産」や「国内」という文字があっても、「国産原料」が使われているとはいえないのです。

また、いちばん多い原材料が加工食品ではなく、生鮮食品の場合はその原産地が表示されます。今後、スーパーやコンビニで売られているから揚げなどの容器包装された惣菜やハム、ウインナーなどのラベルを見ると、いかに外国産の鶏肉や豚肉が多いか、驚くことになるはずです。

なお、原料原産地表示は、添加物の表示免除と同じように、外食、バラ売り、店内で製造・加工する食品などには表示をしなくていいことになっているので、この点も覚えておきましょう。

加工食品の新しい表示制度は〝抜け穴〟だらけともいえますが、消費者にとっては日本の食料がいかに外国産に依存しているかという実態を知るきっかけになればよいと思います。〝抜け穴〟を埋めるために、商品のＱＲコードですべての情報を把握できるようにするなど、さらに情報開示が進むことを望みます。

製造日不明のチルド惣菜

魚の干物や調理済みの焼き鳥などのチルド食品を買うとき、消費期限をチェックしてみてください。その際、別の欄に「保存温度変更」という文字があったら、その食品はおそらく数カ月から１年前につくられたものと考えたほうがいいです。

「保存温度変更」食品は、ある時点で保存温度が変更され、賞味期限も変更された食品です。「フローズンチルド商品」、「フロチル」などとも呼ばれています。

冷凍状態で流通・保管を行ない、販売時に解凍しチルド（冷蔵）状態で販売を行なう食品や、冷凍状態で保管された食品を、流通段階で解凍し、チルドの温度帯で販売する食品などで、保存条件が「冷凍（フローズン）」→「冷蔵（チルド）」に変更される食品を指しています。

　製造日が不明のまま、消費者に届くカラクリはこうです。たとえば、中国で製造して冷凍した鶏のつくねを輸入するとします。冷凍つくねを入れた段ボールの箱には、保存温度マイナス18度以下、賞味期限として1年後の日付が記載されています。スーパーなどからその冷凍つくねの注文が入ると、卸業者は箱を開けて、個別包装した冷凍つくねを解凍し、冷蔵品として賞味期限を30日後などに変更して印字記載。その際、卸業者は、保存温度を10度以下に変更、「保存温度帯変更者」として卸業者の名前を別途記載します。

　スーパーが消費者に冷凍干物を解凍して販売する場合、消費期限を3日後などに設定。今度は「保存温度帯変更者」として、スーパーの名前が表示されることもあります。

　こうして「保存温度変更」食品は、当初の賞味期限から異なる賞味期限へ、その賞味期限から消費期限へと変更されていくのです。3日程度の消費期限なら、消費者はつくりたて、新鮮と勘違いしてしまいますよね。

ちなみに、賞味期限は冷凍食品や包装された食品など、品質の劣化が比較的緩やかな食品に、消費期限は生鮮食品や弁当など、品質が急速に劣化しやすい食品につけられます。「保存温度変更」食品で変わらないのは製造日ですが、それはラベルに記載されることはありません。

気がかりなのは、原産国が外国で明らかに輸入した冷凍食品を解凍したものであるのに、「保存温度帯変更者」の名前が記載されているのをあまり見かけないことです。食品表示基準では、「保存温度帯変更者」などの表示を義務づけていないので、あえてスルーしているのでしょうか。これでは誰のための食品表示なのかわかりません。売る側は「保存温度を変更した」旨を、わかりやすく表示してほしいものです。「保存温度変更」食品の表示について、法制化を望むところです。

ホルモン剤入り輸入肉

スーパーの精肉売り場に行くと、パックに入った輸入肉が国産肉以上のスペースを占めて陳列されていることが多くなりました。特にアメリカ産牛肉は、国産に比べると激安価格です。背景には、アメリカがＴＰＰ（環太平洋パートナーシップ）協定を離脱したため、関税率が高くなったアメリカに日本が配慮し、関税率を引き下げる「日米貿易協定」を発効した経緯があります。これにより、２０２０年1月のアメリカ産牛肉の輸入量は２万１４２８トンで、なんと前年同月比で１２２パーセントも増えました。

アメリカ産のほか、オーストラリア、カナダ産などの輸入肉が、手ごろな価格で精肉売り場に並んでいます。実はその多くに肥育ホルモン剤が使われているのです。パッケージに「成長ホルモン・促進剤不使用」とか、「ホルモンフリー・抗生物質フリー」などの表示や有機畜産物である認証マークがついていない限り、外国産牛肉に関しては肥育ホルモンが使用されていると疑ったほうがいいでしょう。

牛や豚を短期間で成長させたり、体重や赤身の肉の割合を増やしたりするために使用される肥育促進剤には、肥育ホルモン剤のほかに、ラクトパミンという家畜の餌に混ぜる飼料添加物があります。

ここで、「国産の肉はどうなの？」という「素朴な疑問」が湧きますね。実は国内の畜産業では、肥育促進剤の使用は認められていません。国産の肉では認可されていない物質なのに、貿易摩擦を起こさないために輸入された肉にはＯＫ。これでは、ダブルスタンダードといわれても仕方ありません。「食べても大丈夫なの？」と不安になるのも、もっともなことです。

ＥＵではホルモン剤使用禁止

肥育促進剤の安全性に関しては、国際的なリスク評価機関であるＦＡＯ／ＷＨＯ合同食品添加物専門家会議（ＪＥＣＦＡ）が１日当たりの摂取許容量を定めており、それに基づいて日本でも残留基準が設定されています。国際基準（コーデックス基準）においても、適正に使用される場合は人の健康への影響はないとしています。乳がんとの関係を指摘する研究報告もありましたが、これについても関連性が否定されています。

ところが、ＥＵは肥育ホルモン剤について、安全性を評価するためのデータなどが不十分であり、人の健康影響に関する評価を行なうことができないと主張し、肥育促進剤が使用された食肉の輸入を禁止しています。このＥＵの輸入禁止措置について、アメリカとカナダはＷＴＯ（世界貿易機関）に提訴し、貿易紛争が勃発。結局、ＥＵの措置は科学的根拠に基づいているとは判断されずに、ＥＵ側が敗訴しました。

それでも、ＥＵは輸入禁止措置を続けたため、アメリカなどがＥＵからの輸入品に報復関税措置で応酬。それに対してＥＵは、肥育促進剤を使った食肉の輸入禁止措置を継続しつつ、促進剤不使用の牛肉に対しては無関税枠を新設し、アメリカも報復関税を停止したとのことです。つまり、アメリカはＥＵ向けには肥育促進剤を使わない肉を輸出、日本向けの肉はそうでないということです。

ＥＵがホルモン剤を使った食肉の輸入禁止を強行しているのは、消費者の根強い抵抗感があり、ＥＵ圏の畜産物をアメリカからの安い肉から守るためでもあります。

欧米に比べて食料自給率が圧倒的に低い日本では、牛肉の食料自給率は約36パーセント（平成30年）。安価な輸入肉が大量に日本の市場に流入することで、国産品がますます割高になります。今後、日本の生産者がさらに大きな打撃を受け、自給率がさらに低くなってしまうことが懸念されます。

安さ第一で食肉を選んでいると、近い将来、畜産業の担い手が激減し、国産の肉を手軽に食べられなくなってしまうかもしれないのです。

遺伝子組み換え飼料、抗生物質漬けの霜降り肉

安全性が確認されているからといって、肥育ホルモン剤を使った輸入肉は「気持ち悪い」。では、国産の肉なら安心かというと、そうでもない現状があります。

日本人には〝霜降り肉信仰〟がありますね。細かい脂肪分の「サシ」がたくさん入った黒毛和牛の肉は、１００グラムで優に１０００円は超える高級食材です。日本特有の牛肉として外国人にも人気があるようです。

霜降り肉に見せかけるため、安い輸入赤肉に和牛の乳化脂肪と乳化剤を注入した〝注入肉〟も出回っているほどです。もちろん、その場合は、牛肉加工品である旨をラベルに表示しなければなりません。ですが、店頭でバラ売りする場合や飲食店では表示免除です。

この加工生肉はさておき、本物の霜降り肉をつくるために和牛がどのように飼育されているか知っていますか。

日本では黒毛和牛の去勢が生後数カ月のときに、当たり前に行なわれています。精巣機能が失われると男性ホルモンの働きが衰え、脂肪が多くなり、やわらかい肉質になるからです。去勢が行なわれてからは、放牧牛が本来食べる牧草や稲わらの粗飼料ではなく、トウモロコシなどの濃厚飼料を大量に与えます。ほとんどが遺伝子組み換えの輸入飼料ですね。

また、たっぷりと肥えさせるため、牛舎に閉じ込め、ろくに運動もさせません。病気にならないように、抗生物質を飼料に添加することもあります。輸入牛より国産牛のほうが抗生物質の残留が多いという報告があります。さらには、脂肪細胞の増殖を抑えるビタミンＡを人為的に欠乏させたりします。濃厚飼料の大量摂取で肝臓障害を起こしたり、ビタミンＡの欠乏で失明する牛も多いと聞きます。

こうして、自然の摂理に反して肥育することで、筋肉の内部まで脂肪が入った〝メタボ牛〟ができあがるのです。

近年は、畜産家の「安心・安全」の意識が高まり、遺伝子組み換え飼料、抗生物質を使わずに肉牛を育てる生産者も徐々に増えています。自然放牧で牧草を食べて育った牛のグラスフェッドビーフ（Grass-fed Beef）も、市場に出回るようになりました。

畜産品を選ぶときは、どんなふうに飼育されたのか、ということにも目を向けていただきたいですね。

Ｆ１の種、化学肥料、農薬をセット売りする化学企業

もう一つ、「日本の食」で関心を持っていただきたいのが、農作物の「種」にまつわることです。それは、日本人が古来主食にしてきたお米をはじめ、日本の農業の未来や食糧問題に大きく関わってきます。

私が野菜の宅配を頼んでいる熊本の有機農家の近くで、「みつひかり」という米を生産している大農場があります。収穫量がコシヒカリより断然多く、稲作コストも低減できるなどと、農林水産省も後押ししているＦ１種の水稲品種の一つです。

Ｆ１種とは、遺伝的に両親が異なる品種をかけあわせてできた雑種第１代＝Ｆ１の品種

です。両親の優れた性質が受け継がれ、子世代に現れる特性があります。例として、形の性質も均一にそろいやすく育てやすい品種になります。Ｆ1種を「ハイブリッド」、その米は「ハイブリッドライス」とも呼んでいます。

中学で「メンデルの法則」を習ったことがあるでしょう。私はＦ1種というと、メンデルの優性の法則を連想します。優性遺伝子のみを持った純系の親と、劣性遺伝子のみを持った純系の親を交配させてできた雑種第1代目の子は、優性の特徴（形質）のみを発現するという法則ですね。単純な例を示すと、両親の一方の背が高いのが優性で、もう一方の背が低いのが劣性の場合、その子には背が高いという優性の特徴が受け継がれるということです。現在は優性を「顕性」、劣性を「潜性」と呼んでいます。

福岡で自然の摂理に合った種、土で身体が元気になる野菜づくりを提唱している、石井ピュアファームの代表、石井《いしい》吉彦《よしひこ》さんから、こんな話を聞いたことがあります。ＦＩのカブを自家採取して2代目にあたるＦ2種を試しに蒔《ま》いてみたところ、土から出てきたのはカブだか、小松菜だか、大根だかわからないような、葉の形も実の形もバラバラな30種類もの野菜だったとか……。おまけに、どれも貧弱でヘナヘナしていて、親であるＦ1の優性の特徴を持つカブは出てこなかったそうです。

つまり、このＦ１のカブの種は両親とも顕性（優性）遺伝子のみを持っていたのではなく、潜性（劣性）遺伝子を持って交配されたと考えられます。１代目のＦ１では両親から顕性と潜性の両方の遺伝子を受け継ぎましたが、顕性の特徴だけが現れ、２代目にあたるＦ２では潜性の特徴が現れてしまったわけですね。

このようにＦ１種は１世代に限って作物を収穫でき、自分でＦ１種の株から種を採って蒔《ま》いても前年と同じように実りません。種会社が毎年農家に種を買わせるように、意図的に交配しているともいえます。つまり、一般的な慣行農業を行なっている農家であれば、結果的には自家採種をできず、毎年Ｆ１種を開発した企業から種苗を購入するしか選択がなくなってしまうことになります。それも、Ｆ１種に適した農薬と化学肥料もセットで購入です。開発したのは化学企業が中心だからです。

日本初のＦ１種米である「みつひかり」（三井化学アグロ）は２００８年から収穫を開始し、15年には全国ですでに１５００ヘクタールもの栽培面積があります。「みつひかり」のほかにもＦ１種の籾《もみ》米がすでに流通しています。一般のスーパーで見かけないのは、業務用の米として流通しているからです。吉野家の牛丼で使われているようですね。

農産物の種は30～40年前まで、その土地の気候や風土に適した伝統的な固定種で、親から子、子から孫へと代々同じ形質が受け継がれてきた種でした。それが今や日本で栽培されている野菜の９割がハイブリッド、Ｆ１種になりました。種の値段も10倍以上に跳ね上がりました。園芸店やホームセンターに並んでいる野菜の種を見ると、外国産のＦ１種がいかに多いか気づくでしょう。

農作物は突然変異から誕生した

農作物の歴史は、品種改良（育種）の歴史ともいえます。農作物の祖先である野生の植物は、実が小さかったり、毒があったりして、食用に適さないものが大部分でした。それを人間が栽培を続けるうちに、紫外線でＤＮＡが切断されるなど自然界で起こった遺伝子の変化＝突然変異によって、それまでとは性質が異なるものが生えてくることがあります。

その中から、たとえば実が大きいもの、籾が落ちにくいものなど、人間が利用しやすいものを選び、その種を採取し、栽培をすることを延々と繰り返していくと、だんだんと野菜や果物、穀物という目的に合った品種になっていきます。このように、新たな品種を生

品種改良(育種)の歴史

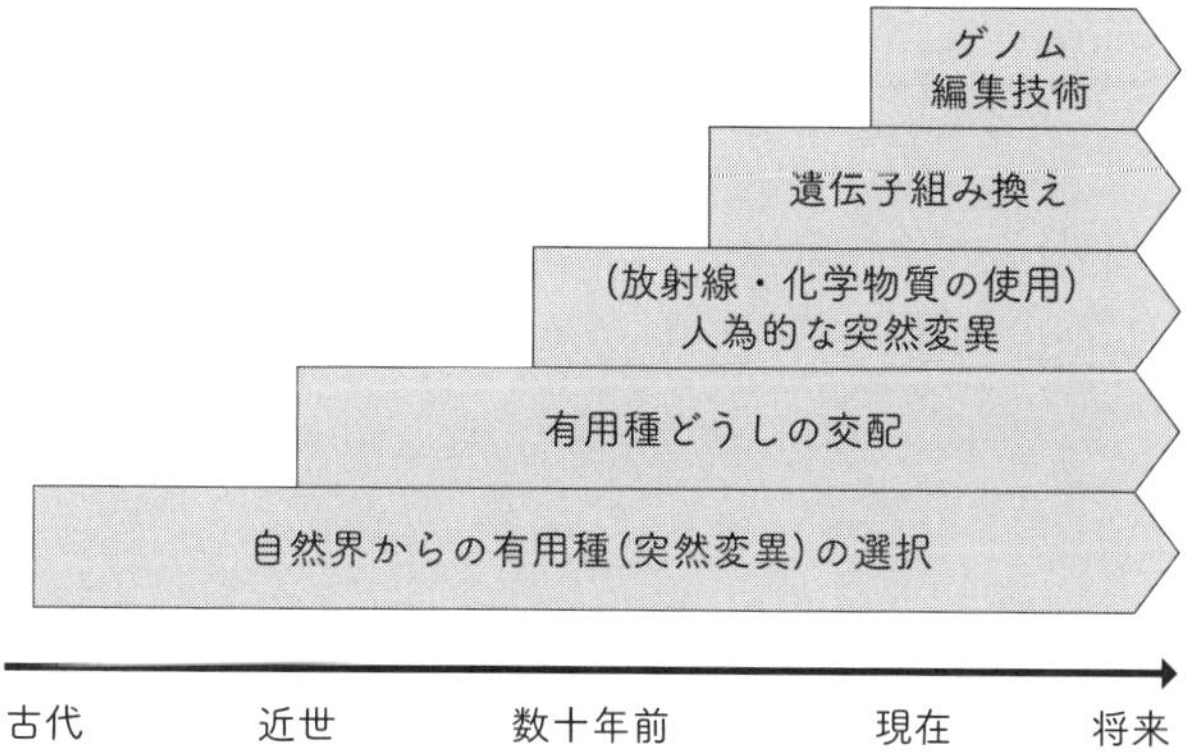

農林水産省リーフレット「ゲノム編集〜新しい育種技術」

み出していくことが品種改良なのです。

　生物は細胞の中でＤＮＡが切断されても、元通りに直す仕組みを持っています。植物は「先祖返り」という言葉が使われるほど、実は〝保守的で頑固〟な性質です。ところが、稀に何かをきっかけに、遺伝子が元とは違う並び方になることがあります。これが突然変異です。

　しかしながら、自然界で起こる突然変異を待っていては、つくりたい作物が本当に生まれるかどうかもわかりません。そこで、人為的に性質の異なる品種同士を交配させて、新しい品種をつくる方法がとられるようになりました。たとえば、甘みがあり、病気に強い品種をつくるとするなら、さまざまな品種の中からその性質を持つ品種を選び出し、一方の花粉をもう一方のめしべにつけ、種を採取します。これが交配です。

そうやってできた種を蒔いて、甘みがある、病気に強いという性質に育ったもの、つまり作物として有用な遺伝子を持つものを選抜して交配する。この過程を何度も繰り返していくことによって、甘みがない、病気に弱いといった、現れてほしくない性質が淘汰《とうた》されていきます。こうして、品質が安定すれば新しい品種の完成です。有用な品種同士の交配で、狙い通りの新しい品種が誕生するまでには、イネでは10年ほど、果物では20年以上もかかるといわれています。

人為的に起こした突然変異で品種改良

しかしながら、このような交配は10年単位の時間と手間がかかるため、効率的とはいえません。そこで、バイオテクノロジーを駆使して、人為的に突然変異を起こさせて品種改良を行なう方法が取られるようになります。

たとえば、組織培養という方法。野菜の成長点のある根の先端や芽など、細胞分裂が活発に行なわれる部分を切り取って培養し、ホルモン剤や栄養剤を加えて細胞の塊をつくります。そこに電気や紫外線などの刺激を外部から与えて突然変異を起こさせるやり方です。

細胞融合という方法は、異種の植物の細胞を合体させて、自然界では現れるはずのない細胞をつくるやり方です。ジャガイモとトマトの細胞を融合させてできた「ポマト」が話題になったときがありましたね。一つの細胞内でトマトとジャガイモの核が一つになった「ポマト」は、寒さに強いトマトをつくる目的で生み出された品種です。しかし、予期せず、トマトにジャガイモの植物毒であるソラニンが生じてしまいました。

お米の「夢ごこち」はコシヒカリの細胞融合で、「ミルキークイーン」は薬剤処理をして化学的な突然変異でつくられた品種とされています。

さらに、葯《やく》融《ゆう》合《ごう》といって、雄しべの先端の花粉を培養する方法や胚《はい》培養なども品種改良に用いられてきました。しかし、これらの培養や融合を行なう過程で、放射線や化学物質を使用して突然変異を起こさせる品種改良は結果がなかなか予測できないという難点がありました。

従来から遺伝子改変は行なわれてきた

　そこで登場したのが、ゲノム情報を活用した品種開発です。一つは、別の生物から目的とする外来の遺伝子を導入する遺伝子組み換えという方法。たとえば、微生物の持つ毒性をつくる遺伝子を、本来その遺伝子を持たない農作物に組み込んで、「殺虫性がある」とか「除草剤をかけても枯れない」といった特徴を付与したのが、遺伝子組み換え農作物です。

　もう一つは、ゲノム改変という方法。お米の場合は、前述したようにイネの細胞や胚などに放射線を当てたり、化学物質に浸《ひた》したりして遺伝子を改変するのは、従来から一般的な方法として行なわれてきました。近年はそれに加えて、ＤＮＡマーカー育種といって、人工交配した作物の中から、耐病性が高い、味が良い、収量が多いなど、特定の有用な性質に対応するＤＮＡ配列の有無を調べることにより、品種を選抜して交配する品種改良が行なわれています。これによって、従来の交配よりもはるかに効率よく突然変異が起きやすくなり、品種の選抜にかかる手間と時間を大幅に効率化できるようになりました。

花粉をつくる遺伝子が切断され、雄しべがない（雄性不《ふ》稔《ねん》）ので自家受粉できない稲を親に持つ「みつひかり」や、背が低いので倒伏しにくく、収量の多い「つくばＳＤ」などの米は、ゲノム改変による品種といえます。

そしてゲノム改変をさらに進化させたのが、ゲノム編集という方法です。「遺伝子を改変して突然変異を促し優良品種を生み出す」という観点では、ゲノム編集による品種改良も従来の品種改良も変わりません。

ゲノム編集は、今まで説明してきたように、元来備わっている遺伝子を狙って編集＝切断して、その働きを失わせる方法です。遺伝子の改変がゲノムのどの部分で起きるのか「わかる」のがゲノム編集で、どこが変異するか正確には「わからない」のが従来型の品種改良といえます。

ゲノム編集技術を品種改良に用いることにより、狙った性質を持つ品種をより効率的に、短期間でつくることができるようになったのです。

野外栽培でのゲノム編集イネが誕生

２０１７年秋、茨城県つくば市でゲノム編集イネが、初収穫されました。密閉された空間ではなく野外栽培されたゲノム編集農作物は、国内で初めてです。このイネは、外部から導入した遺伝子をハサミ役にして特定の２つの遺伝子を切断し、働かせなくしたものです。穂に実る籾の数と米粒の大きさに関わる遺伝子に狙いを定め、その場所を切断することで遺伝的な「天井」が取り払われ、期待通りに収量がアップしたそうです。

外部からの遺伝子を導入するプロセスでつくられたこのイネは、技術的には遺伝子組み換え作物扱いとなります。しかし、今後、このイネから自家受粉し交配を重ねていくと、ゆくゆく食用となる最終段階では、ハサミ役の外来遺伝子は残らず、自然界で起こる突然変異による遺伝子改変と変わらなくなるということです。

自然界の突然変異とゲノム編集による突然変異は同じという考えについては、私は不安をぬぐい切れません。

こんな例があります。清酒、味噌、しょうゆなどの日本の伝統的な醸造食品をつくるために、麹菌という微生物が必要なのはご存じでしょう。ちなみに、麹菌は日本醸造協会により日本の「国菌」に認定されています。

麹菌の代表的なのが、アスペルギルス・オリゼという菌です。アスペルギルス・オリゼは、すでにゲノム解読に成功しており、1万2000個以上もの遺伝子からなることが解明されました。アスペルギルス・オリゼは、アフラトキシンというカビ毒を生産する微生物と分類学上近縁であると考えられており、その安全性が海外から疑われた時代もありました。

しかし、ゲノム解読により、アスペルギルス・オリゼにはカビ毒を生成する遺伝子が突然変異で欠損していることも判明したのです。一方、ヨーロッパの同一種の麹菌には、アフラトキシンを生成する遺伝子が残っています。日本の麹菌のように、人智を超えて起こった突然変異を、ゲノム編集で人為的につくり上げることができるとは、なかなか思えないのです。

遺伝子組み換え作物と同様、ゲノム編集で最終的に導入遺伝子が残らないなら規制は必要ないのか、野外栽培でほかの作物と交雑したりする環境への問題はどうなのか。日本ではまだ議論も始まっていません。

種子法廃止で農家が大企業に取り込まれる

2018年4月に、種子法という日本の伝統的な固定種である米、麦、大豆などの主要作物を公的に守る法律が廃止されました。種子法は、戦中から戦後にかけて食糧難だった日本の経験により、「食糧の安定供給のためには種子が大事」と1952年に制定された法律です。種子法のもと、各都道府県に原種、原原種の維持や優良品種の開発、奨励が義務づけられ、各地域に合った優良品種の種子が農家に行き渡るように、国が予算をつけて責任を担ってきました。

それによって、各地域の土壌や気候に合ったさまざまな優良品種が公的資金を投入して開発・育成され、種が採取され、農家は風土に合った種を安価で購入でき、消費者はおいしい銘柄米を手ごろな値段で購入できるようになりました。

何十年と日本の種を守ってきた法律が廃止された理由を、政府や農水省は、各都道府県の種子の生産コストが国の財源でまかなわれるなどの制度は、民間企業の参入や品種開発意欲を阻害してしまうからなどと説明しています。その背景にあったのは、日本の種子市場を狙う外国の圧力です。日本の種を守ってきた種子法が、自由貿易の障壁とみなされているのです。

種子法がなくなったことで、野菜の種と同様、多国籍企業も含めて民間の大企業が米の種子市場に参入してくるのは容易に予想できます。Ｆ１種の米も、どんどん生産されるようになるかもしれません。慣行農業を行なっている農家は、ますます大企業の思惑に取り込まれて、毎年、種、化学肥料、農薬をセットで買わなければならなくなるでしょう。

種子法廃止の動向に対して先頭に立って警鐘を鳴らし続けているのが、元農林水産大臣で弁護士の山《やま》田《だ》正《まさ》彦《ひこ》さんです。「日本の種子を守る会」を結成し、廃止の影響を全国各地で説き、今では都道府県単位で種子条例を制定する動きが広がっています。この種子条例により、各自治体が種子法廃止前と同じように種子の生産や供給が可能な体制を続けられるようになります。

しかし、懸念はあります。種子法廃止後も、従来通り都道府県の種子生産に予算が確保されるよう国に求める付帯決議が採択されたとはいえ、予算がつく法的根拠がなくなったわけですから、将来的にどのような状況になるかはわかりません。

種は誰のものか

そのような流れの中、20年3月に政府は種苗法「改正」案を閣議決定しました。

この「改正」案の背景にあるのが、日本の優良品種が海外に流出し、日本からの輸出に影響して農林水産業の発展に支障を来《きた》す事態が生じているというもの。ピョンチャンオリンピックでカーリング女子が「もぐもぐタイム」で食べていたイチゴが、実は日本のブランドイチゴが無断で持ち出され、韓国で勝手に交配されていたものではないかと話題になったでしょう。「とちおとめ」や「シャインマスカット」など、近年、日本で生まれた種苗が中国や韓国に持ち出されて栽培され、果実がアジア市場で日本産と競合する現状になっているのです。

「改正」案のポイントは、登録された品種が海外に流出することを防いだり、育成者権を活用しやすい権利にしたりするため、品種登録制度の見直しを図るということです。育成者権とは、新たな品種を育成した人がその新品種を登録することで得られる知的財産権のようなものです。

育成者が新品種を国に登録する際は、「国内」や「都道府県」などと栽培地域を限定します。地域外での無断栽培は育成者の知的財産権の侵害となります。

しかし、この「改正」案は、これまで認められてきた種子や苗木の自家増殖の権利を事実上、禁止するものです。種苗メーカーによって登録された種を農家が使いたいなら、種子を毎年購入しなければならないなど、多額なコストがかかり、新たに大きな負担が発生します。

種苗法「改正」案に対しても、「日本の種子を守る会」や農業団体による反対運動が広がりつつあるところです。

救いなのは、私の周りの有機農業を行なっている生産者たちが、さほど影響を受けていないことです。彼らは従来通り、固定種の自家採種を行なったり、種子交流会などで種を調達したりしています。固定種や在来品種は個人で登録できる状況にあるからです。今後は、慣行農業と有機農業を行なっている農家の在り方の差が、ますます広がっていくのではないでしょうか。

種がなくなれば、私たちは食べ物を口にすることはできません。人間は種子によって生かされているともいえます。「種は誰のものか」、そのことにも関心を持っていただきたいと思います。

第 4 章

伝統調味料を見直す

添加物で壊れた味覚を取り戻すために

この本の最後は、しょうゆ、味噌、みりんといった日本が誇る伝統調味料やだしの食文化を見直してほしいという思いを込めた章です。

加工食品の濃厚な味のベースになっている、塩、うま味調味料、タンパク加水分解物という「黄金トリオ」をとり続けていると、味覚オンチになってしまうことは繰り返しお伝えしてきました。「黄金トリオ」が入った加工食品は、当然、何種類もの添加物を駆使して製造されています。濃い味を求めて添加物だらけの食品ばかりを食べていると、塩分、油分、糖分もとりすぎ、生活習慣病へとつながっていきます。

濃い味に慣れてしまった味覚を取り戻し、口に入れる添加物や「とりすぎ三兄弟」を減らすには、本物の伝統調味料やだしを使って料理することに尽きると思うのです。

「忙しくて、そんな時間がない」という人も、ちょっと考えてみてください。味噌汁のだしだって、イリコ４、５匹に短く切っておいた昆布を一晩、水に漬けておけば十分。ものたりなかったら、削り節をパパッと足せば完成です。

「黄金トリオ」でつくった顆粒だしを買わなくても、使い捨てのお茶パックの袋にイリコ、昆布、削り節を数日分詰めて保管しておけば、料理の都度サッと手軽に使えます。

冷蔵庫のドアポケットをチェックしてみてください。つい買ってしまった、たれ、ソース、ドレッシングなどで埋まっていませんか。中には賞味期限がとっくに過ぎてしまったものもあるでしょう。

「あれば便利でも、なくてもいいもの」を減らしていけば、お金の無駄遣いを止《や》めることにもなります。たとえば、ポン酢を買う代わりに、だし汁を加えた丸大豆しょうゆにかんきつ果汁をかけるだけで十分です。しょうゆを薄めるだし汁は、コーヒードリップの要領でフィルターにカツオ節を入れて熱湯を注げば簡単にとれます。伝統的な手法でつくったしょうゆは、出来合いのポン酢で使われているしょうゆよりずっと風味がありますし、少々高くても自分でチョコチョコっとつくれば、味覚もよくなるし、結局はお得になります。

市販の加工食品の実質の材料費は、小売価格の20パーセントぐらいしかありません。利益を出すために、材料のコストを抑えているわけですから、たいした材料は使われていません。それよりも、質のよい基本調味料を使ったほうが、ずっと健康的です。

第1章で、文部科学省と財団法人いしかわ結婚・子育て支援財団が共催して、４００人の子どもと母親に、添加物入りのだしの味噌汁と無添加だしの味噌汁を飲み比べてもらう、味覚テストのことを話しました。母親6割、子ども7割が、どちらが添加物入りかわからなかったという結果でしたが、その調査では、毎日の味噌汁を添加物、エキスなどの入っていないだしにするだけで、3~7日で添加物に慣れた味覚が更生されて、本来のだしの味がわかるようになると報告しています。

カツオ節、イリコ、昆布のだし、添加物に頼らず伝統的な手法でつくった調味料、これを家庭の味のベースにしていくと、インスタントのスープや麻婆豆腐の素などのレトルト調味料は、舌に変な後味が残るので口にしたくなくなります。味覚は取り戻せるのです。

ここからは、しょうゆ、みりん、味噌、酢といった基本調味料の選び方を紹介していきます。手間と時間をかけて伝統的な製法でつくられる調味料は、添加物を駆使して大量生産したものとはまったく違う味わいです。微生物が醸し出して生まれる発酵食品は、日本が誇る食文化の一つです。こだわりの発酵食品をつくり続ける地域のメーカーの商品を買って、使い続けることで支えたいものです。

また、これらの発酵食品を使った「安部式」つくりおき便利調味料のレシピもコラムにしてお伝えします。ひと工夫で、うどんやそばのつゆ、ドレッシング、焼き肉のたれなどに応用できる便利調味料です。

調味料の分量は少々〝テキトー〟です。板前さんと同じで、勘とまめな味見が大事です。むずかしいものではないので、家庭の味をつくってみてください。

Column

簡単、時短で本格だし

昆布を長時間、水出ししてから加熱し、沸いてきたらカツオ節を入れて漉《こ》す。これが本格的なカツオだしのとり方です。けれども、時間がない、面倒くさいという人も多いでしょう。皆さん、即席の顆粒だしやうま味成分入りのだしパックに慣れてしまっていますからね。

そこで、時間をかけずに簡単に本格的なカツオだしがとれる方法をお伝えしましょう。料理家で、一般社団法人「ホールフード協会」代表理事でもあるタカコナカムラさんに教えてもらったレシピを「安部流」にアレンジしたものです。昆布は、だし用の刻み昆布を使います。昆布を細く切っているため、素早くだしが出るからです。

［**材料**］（だし600㎖=3カップの場合）

だし用刻み昆布6グラム（大さじ2、水の分量に対して昆布は1～2パーセントが目安）、カツオ節の削り節（花カツオ、カツオ節の粉など）6グラム（大さじ2）

［**つくり方**］

鍋に分量の水とだし用刻み昆布を入れ、火にかける。沸いてきたら火を止めて、削り節を投げ入れ、しばらくかき混ぜたら、料理用のすくい網などで昆布と削り節を取り出せば完成。

市販のお茶パックの袋に、分量の刻み昆布と削り節を入れて「だしパック」として保管しておけばさらに便利です。

だしをとった後の、昆布と削り節は、「万能かえししょうゆ」（263ページ参照）で煮詰めれば、昆布入りおかかになります。材料を無駄なく使い切りましょう。

「ホールフード協会」のオンラインショップ（https://wholefood.thebase.in/items/27841651）から、真昆布を千切りのように刻んだだし用昆布「こんぶぜんぶ」を購入することができます。

1 しょうゆ

添加物だらけの〝しょうゆもどき〟

世の中には、添加物でつくった〝もどき調味料〟がはびこっています。スーパーで特売している調味料があったら飛びつかないで、まず「手首の運動」。裏ラベルをちゃんと見るようにしましょう。

しょうゆの場合、伝統的な手法でつくった濃口しょうゆは原材料が丸大豆、小麦、食塩といたってシンプルです。添加物は入っていません。薄口しょうゆは、原材料に米を加え、色を淡くつくりあげたもので、塩分が濃口より1割程度、高めになっています。

一方、〝しょうゆもどき〟は原材料に脱脂加工大豆、アミノ酸液、果糖ブドウ糖液糖などの糖類、調味料（アミノ酸等）、カラメル色素、甘味料、アルコールなどが並んでいます。

脱脂加工大豆は、ノルマルヘキサンという溶剤で油を抽出した後に残った大豆です。脱脂加工大豆は大量生産のしょうゆに使われ、多くが外国産の遺伝子組み換え大豆が使われています。

アミノ酸液は、この脱脂加工大豆を塩酸で分解してつくったもの。しょうゆのうま味の素であるアミノ酸は、本来、時間をかけて発酵させて醸し出されるのですが、アミノ酸液ならタンパク質を塩酸分解することで簡単に製造できます。

脱脂加工大豆を使ったしょうゆやアミノ酸液を原料にして、丸大豆しょうゆらしくするのが添加物です。うま味調味料でうま味を足し、糖類や甘味料で味を調整、カラメル色素でそれらしい色に着色、保存のためにアルコールを添加しているわけです。

国産丸大豆を使った本醸造を

容器の表ラベルに「丸大豆・本醸造」の文字があれば、大豆、小麦、あるいは米で麹菌を培養し、食塩水を加えて発酵・熟成させた諸味《もろみ》から「生《き》揚げしょうゆ」を搾り、最後に火入れする伝統的な方式でつくられたしょうゆです。

ただし、大豆は丸大豆でも脱脂加工大豆でも、その両方使ってもＯＫ。また、保存用のアルコールやうま味調味料を添加しても、前述の製造方式であれば「本醸造」と名乗れるので、必ず原材料名を確認し、**丸大豆、小麦、食塩だけでつくったしょうゆを選びましょう。また、遺伝子組み換え原料を避けたいのであれば、国産か有機の丸大豆を使用しているものが無難です。**

製造方式が、「本醸造」ではなく、「混合醸造」「混合」となっていれば、アミノ酸液が入っているしょうゆです。流通量は２割ほどですが、業務用のしょうゆとして外食や、刺身やテイクアウトの寿司におまけとしてついている小さい袋に入ったしょうゆに多く使われています。「混合醸造」は諸味にアミノ酸液を加え、短期間で熟成させる方式、「混合」は生揚げしょうゆにアミノ酸液を直接混ぜ合わせただけのものです。

本醸造しょうゆの伝統的な製法は、蒸した丸大豆と炒《い》った小麦で麹をつくり、塩水と混ぜて桶に入れて諸味をつくり、発酵・熟成させます。麹から生まれた酵素が働き、大豆や小麦のタンパク質をアミノ酸に、デンプンを糖分に、脂質を風味に変えます。

これがしょうゆの複雑なうま味となり、多様な甘味、酸味、香りが混じり合い、深みのある味わいが生まれるのです。1年以上寝かしてできたしょうゆは、微生物や酵素の働きで300種類以上の香り成分が醸し出されるといわれます。
　1リットル200円の〝しょうゆもどき〟と、昔ながらの製法のしょうゆには、これだけの違いがあるのです。

Column

つくりおき便利調味料①

万能かえししょうゆ

めんつゆ、焼き肉のたれ、魚の煮つけなどに活用できる、万能調味料です。しょうゆは、丸大豆、小麦、食塩だけでつくった本醸造を使います。

［つくり方］

丸大豆しょうゆ1リットルとザラメ砂糖300グラムを空き瓶やペットボトル

の容器に入れ、4〜5日、常温のまま置いておくだけで完成です。しょうゆ1リットル、ザラメ200グラム、純米みりん100グラムにすると、さらに上品な味わいに。

◎うどんのつゆ

カツオだし9に対し、かえししょうゆ1の割合で合わせれば、うどんのつゆのできあがりです。

カツオだしは、水を入れた鍋に昆布を入れて煮立ったら、削りカツオを漉し器（とっ手のついたザルや味噌漉し器など）に入れ、削りカツオがふっと吹き上がったら火を止めてしばらくおきます。だし殻の粗熱がとれたら、固く搾り、その汁も鍋に入れます。だし殻は都度、冷凍庫に保存しておき、ある程度の量になったら、かえししょうゆと煮詰めると、「おかか」になります。

◎焼き肉のたれ

かえししょうゆに、ニンニクとショウガをおろして入れ、粉唐辛子を振れば完成。すりおろしたリンゴや味噌を加えてもおいしいです。味が濃い場合はだしや同量の水、またはだし汁を加え、純米みりんやリンゴの果汁で薄めます。お好みで味噌のほか、ごま、ごま油を加えてオリジナルをつくりましょう。

◎魚の煮つけ、漬け魚

かえししょうゆと「みりん酒」（２７０ページ参照）を適量合わせれば、魚の煮つけの煮汁として使えます。刺身が残ったら、かえししょうゆとすりごまと一緒にチャックつきのポリ袋に入れて、冷蔵庫で一晩漬ければ漬け魚ができます。

2 みりん

さまざまな調理効果のある「本みりん」

2番目の伝統調味料は、煮物の出来栄えを左右するみりんです。スーパーの売り場には、同じように見える液体でも「本みりん」「みりん風調味料」「発酵調味料」と表示が違うものがあり、値段もまちまちです。これらは、製法も成分も異なる別物の調味料です。

伝統的な「本みりん」は、蒸したもち米、米麹を焼酎の中に入れ、40〜60日間かけて糖化・熟成させてつくります。このような製法により、米麹中の酵素が働き、もち米のデンプンやタンパク質が分解されて、さまざまな種類の糖類、グルタミン酸などのアミノ酸、乳酸やクエン酸などの有機酸、香気成分などが生成され、特有の風味が醸し出されます。

砂糖に比べて、みりんの甘味はやわらかく上品。砂糖がショ糖という強い甘味であるのに対し、みりんはブドウ糖やオリゴ糖などの多種類の糖類で構成されているためです。また、これらのさまざまな糖類が、調理した食材の表面にテリとツヤをつけてくれます。これは、清酒と砂糖では代用できない効果です。

さらに、みりんの糖類とアルコールが素材の煮くずれを防ぎ、食材のうま味成分を外に逃さない働きもあります。アルコールは素早く食材にしみ込むので、うま味成分のアミノ酸や有機酸・糖類などの味もしみ込みやすくなり、これが料理にコクを与えます。しみ込んだアルコールが熱によって蒸発する際には、魚や肉の臭みも消す効果もあります。

このように、「本みりん」には料理の味をよくする働きだけでなく、さまざまな調理効果があることがわかっています。

ここで、「純米みりん」という表示を見たことがあるけど、それは何？　という「素朴な疑問」が湧いた人もいるでしょう。実は「純米みりん」という表示には日本農林規格（ＪＡＳ）の基準がなく、「本みりん」のうち糖類を加えていないものに使われているようです。

「本みりん」には、焼酎の代わりに醸造アルコールや糖類を使ったみりんと、もち米、米麴、米焼酎だけを原料にした伝統的な製法のみりんがあります。醸造アルコールの原料は米ではなく、たいていの場合、サトウキビからの搾りカスである糖蜜と考えられます。

じっくりと熟成した伝統製法の「本みりん」は、少々値段は高いですが、濃い飴色をしていて、ここだけの話、食後酒のような味わいで飲んでもおいしいですよ。

似て非なる「みりん風調味料」

〝みりんもどき〟の調味料は、「みりん風調味料」と表示されるものです。「本みりん」と比べて、値段もかなり安いです。その原料は、水飴、ブドウ糖果糖液糖、米、米麹、グルタミン酸ナトリウムなどのうま味調味料、酸味料、カラメル色素といった着色料などです。「本みりん」はアルコール分が約14パーセントで、酒税法でれっきとしたお酒に分類されるのに対し、「みりん風調味料」はアルコール分がほとんどないため、「本みりん」のような調理効果はありません。製法も成分もまったく違い、いわば、糖類とうま味調味料、酸味料などの添加物をブレンドして、みりんに似せた色付きシロップですね。

みりんに類似した調味料として、もう一つ、「発酵（醸造）調味料」というのがあります。

こちらはアルコール度数が10〜15パーセント未満ですが、アルコールをつくる際にあらかじめ塩が加えられています。そのため、お酒として飲めないということで酒税法の対象外で、税金が安くなるわけですね。

「発酵調味料」には2通りの味があり、酸味を強くして糖類を少なくした「料理酒タイプ」と、糖類を多く入れて甘くした「みりんタイプ」があります。

原料を吟味して米、米麹で諸味を醸成し、糖化をさせて食塩を加えるといった製法で、こだわりの「発酵調味料」をつくっているメーカーもあります。ですが、糖類、酸味料、うま味調味料、着色料など、添加物でとりつくろったものが多く出回っています。

伝統的な手法のみりんでサバの煮つけをつくるとテリが違い、生臭くもなく、煮くずれもしません。みりんは煮物だけでなく、つゆやたれにも活用できます。本物のみりんで、違いを実感してみてください。

Column

つくりおき便利調味料②

みりん酒

純米みりんと純米酒を混ぜてつくったみりん酒は、焼き肉のたれを薄めたり、かえししょうゆでつくっためんつゆに入れたり、煮物に利用できます。煮魚に使うと魚臭さがとれ、料理にテリを与えます。使いやすい本格派のみりんと思ってください。

［つくり方］

「もち米、米麹、米焼酎」だけでつくった純米みりんと、「米、米麹」だけでつくった純米酒を2対1の割合で鍋に入れ、弱火で沸騰させます。アルコール分を飛ばして、鼻にツーンとくるにおいがなくなったら火を止めます。冷めたら冷蔵庫に保管します。みりん独特のにおいが消えたみりん酒は、子どもにも喜ばれるやさしい味わいです。

3 味噌

味噌の種類は米、麦、豆の３つ

　しょうゆ、みりんと同じように、味噌も長い間、日本人の食生活を支えてきた伝統的な発酵食品です。スーパーの味噌売り場に行くと、実に多くの種類の味噌が並んでいますね。ですが、日本の味噌は米味噌、麦味噌、豆味噌の３種類だけです。

　簡単にいうと、米味噌は大豆に米麹と塩を加えてつくったもので、国内で生産されている味噌の８割が米味噌です。麦味噌は大豆に麦麹と塩を加えてつくったもの、豆味噌は大豆と塩だけでつくったものです。つまり、麹を何で育てたかによって、味噌の名前が決まります。

　この３つ以外は、米味噌と麦味噌、または米味噌と豆味噌というように、種類の異なる味噌を2種類以上混ぜ合わせた調合味噌となります。いわゆる「合わせ味噌」のことですね。

では、赤味噌、白味噌、八丁味噌、西京味噌というのは何なの？　と「素朴な疑問が」湧きますね。

赤いのが豆味噌で白いのは米味噌などと分類してしまいがちですが、ざっくりいうと味噌の色は大豆の量と熟成期間で違ってきます。単に原料の種類の違いではないのです。

赤褐色の味噌といえば愛知県の八丁味噌が有名ですが、これは豆だけの味噌で2～3年かけて熟成させることで、あの色になります。白味噌は米味噌の一種で、京都発祥の西京味噌もそうです。豆に比べ米の割合が圧倒的に多いため淡黄色の甘口味噌ですが、塩分が低い分、カビの発生を抑えるために酒精（醸造アルコール）という添加物が入る場合もあります。米味噌でも豆が多く赤黒いのが信州味噌、もっと黒いのが仙台味噌です。大豆は時間をかけて熟成するほど、黒っぽくなります。

味噌の味わいを甘口、辛口などと表現しますが、辛さ加減は食塩の量だけでなく、決め手となるのが「麹歩合」です。「麹歩合」とは原料の大豆に対する米麹や麦麹の比率のことで、塩分が一定なら、米の割合が多いほうが甘口になります。

味噌はシンプルなのがいちばん

味噌、しょうゆ、梅干し、漬物などの伝統食品で、目の敵《かたき》にされるのが塩分です。世の中、減塩志向で、味噌も「減塩」「低塩」と宣伝している商品であふれています。

そんな商品を買う前に、裏ラベルをチェックしてみてください。変色を防止するためにリン酸塩、カビを防止するために酒精、黄色い色に見せるためにビタミンB_2といった添加物が入っていることがよくあります。

味噌を仕込むときに塩が不足すると、うま味が出ず、変色し、日持ちがしない、カビが生える、味にコクが出ない、水っぽくなるなどの弊害が出ます。減塩味噌は、これらの弊害を添加物で補っているわけです。十分な塩を入れてじっくり寝かせて熟成するのではなく、酵素を加えたりして醸造を促進させる速醸法という方法でつくり、添加物で仕上げるのですから、「時短」になり、コストもずっと安くすみます。

だしをとらなくても味噌汁が簡単にできると、「だし入り味噌」も人気ですが、これも裏側を見てください。各種エキス類、うま味調味料、酒精などが入っていますよ。「だし入り味噌」も、速醸法でつくったもの。味噌本来のうま味というより、うま味調味料やエキスで味付けしたものです。

良質な味噌の味は、甘味、塩味、うま味、酸味などが複雑に絡み合ってできたものです。大豆のタンパク質が分解されてできるアミノ酸がうま味となり、熟成の進んだものほどうま味が強くなり、塩味、酸味、甘味と調和して、コクとノビのある味わいになるのです。

味噌を選ぶなら**原材料が大豆、穀類（米、大麦など）、食塩、のみのシンプルなものを選びましょう。**

たかが味噌と思うなかれ。本物の味噌でつくった味噌汁は、味が断然変わりますよ。

Column

つくりおき便利調味料③

甘味噌

コクのある味噌風味のたれ、煮込み、炒め物など、和風、中華風、韓国風料理に活用できる使い勝手のいい調味料です。甘味噌を常備しておけば、〇〇の素というようなレトルト調味料は必要ありません。

［つくり方］

粒がない赤味噌１００グラムに、砂糖大さじ3が基本の割合。赤味噌は固めなので、漉しザルで漉すか、包丁で細かく叩いてから、フライパンを弱火にかけ味噌を入れ砂糖を溶かし込みます。

漉してなめらかにした八丁味噌１００グラムに、みりん酒（２７０ページ）大さじ2、きび砂糖大さじ2、かえししょうゆ（２６３ページ）小さじ1を練り込むと、味わいがさらに上品になります。

◎味噌風味の焼き肉のたれ

甘味噌にごま油を混ぜると、「甜麺醬《テンメンジャン》」のような中華風の味噌だれに。甘味噌に唐辛子を加えると韓国の「コチュジャン」風になります。

「豆板醤《トウバンジャン》」風の味噌も甘味噌でつくれます。粗く切った鷹の爪を純米酒にしばらく浸し、甘味噌と、かえししょうゆを少々入れて混ぜたものを、冷蔵庫に入れて1週間ほど寝かしておけばできあがりです。焼き肉はもちろん、麻婆豆腐や担々めんにどうぞ。

◎味噌煮込みや炒め物に

甘味噌を使えば、豚肉の味噌煮込み、中華風の野菜炒めも簡単に調理できます。豚のひき肉を刻みニンニクと甘味噌と一緒に炒めると「豚味噌」に。うどんに入れて「味噌煮込みうどん」にしてもおいしいです。

4 酢

アルコール入りではなく、純米酢を

伝統調味料の最後は酢です。実に多種多様な種類がありますが、家庭用に販売されている酢はほとんどが醸造酢といわれるものです。醸造酢は消費者庁の「食酢品質表示基準」では、原料によりさらに穀物酢、果実酢、その他の醸造酢に分類されています。

小麦や米など2種類以上の穀類をブレンドしてつくった一般的な穀物酢のほか、まろやかな酸味の米酢、コクのある酸味の黒酢なども穀物酢の仲間です。果実酢は、フルーティな酸味のりんご酢、ワインビネガーともいわれる香りのよいぶどう酢など、その他の醸造酢は、はちみつ、野菜やその他の農産物、アルコール、砂糖類を原料につくったものです。

醸造酢は簡単にいうと、以上のようなデンプン質が含まれている原料をアルコール発酵させた後（お酒にする）、酢酸菌の働きを利用して酢酸発酵させた液体調味料のことで、原料の違いが味や香りの特徴になって表われるのです。なお、醸造酢とは、酢酸でつくる合成酢以外の食酢ともいえます。また、ポン酢やすし酢など、しょうゆ、糖類、香辛料、添加物などを加えて味を調製したものは「調味酢」として、食酢とは区別されています。

　ほかの基本調味料と同様、酢も伝統的な製法でつくると、微生物が醸し出す有機酸の複雑な風味が生まれます。米酢ならば、木桶の中で微生物が米のデンプン質を糖化させて酒をつくった後、表面に酢酸菌を浮かせて、そのまま静かに置いておきます。すると、時間の経過とともに、酢酸菌がじわりと酒を酢に変えていくのです。すべては微生物任せの発酵ですから、酢になるまで最低３カ月、熟成させるとそれ以上の月日がかかります。

　一方、大量生産の酢はコストと「時短」重視ですから、酒をつくる過程をすっ飛ばし、醸造アルコールを利用して酢をつくります。酢酸菌の働きを速めるために、酢をつくるタンクに空気を入れながら攪拌し、「速醸」させれば、１週間程度で酢が完成です。醸造アルコールはアルコール以外の成分はありませんから、酢酸菌で酸っぱい酢はできますが、伝統的な酢のような風味は期待できません。

　穀物酢と表示されている酢の多くは、原材料名に米だけでなく小麦やコーン、アルコールと記載されています。小麦やコーンはおそらく外国産、アルコールは原料となる酒の増量の目的で使われ、サトウキビの搾りかすやデンプンが原料です。和食などの家庭料理用に酢を常備するなら、米だけでつくった「純米酢」を選ぶのがいいと思います。

Column

つくりおき便利調味料④

玉ねぎ酢

ドレッシングや薬味として使える、さまざまな料理と相性のいい調味料です。これさえあれば、冷蔵庫のポケットを満杯にしている市販のドレッシングはお役御免となりますよ。

［つくり方］

材料は約２００グラムの玉ねぎ中１個と同量２００ミリリットルの純米酢だけ

です。玉ねぎをみじん切りにし、熱湯消毒した蓋つきのガラス瓶に入れ、純米酢を注ぎ、冷蔵庫で3日間おけばできあがりです。冷蔵庫で1カ月ほど保存できます。玉ねぎのうま味と甘みが酢に溶け、酢のカドがとれてまろやかな味わいになります。これだけで、ドレッシングとしてサラダにかけていただけます。

◎オリジナル・ドレッシングや「浅漬けの素」にも

玉ねぎ酢大さじ3、かえししょうゆ（263ページ）大さじ3、大根おろし大さじ2を混ぜれば、「和風おろしドレッシング」に。大根おろしの代わりに、ゆず汁小さじ1、ゆず胡椒小さじ½を入れれば、「ゆずドレッシング」になります。

玉ねぎ酢とかえししょうゆをベースにし、お好みで味噌、ケチャップ、練りごま、唐辛子、ごま油、おろしニンニクやショウガなど、なんでも合います。オリーブオイルとブラックペパーでイタリアンドレッシングなど、「我が家のオリジナルドレッシング」をつくってみてください。

カツオのたたきやカルパッチョには、薬味として玉ねぎ酢の玉ねぎだけをかけてもおいしいです。玉ねぎ酢、かえししょうゆに塩と水を加えれば、「浅漬けの素」になります。

玉ねぎ酢は使う分だけ冷蔵庫からとり出し、それを利用したドレッシングはその日のうちに使い切るのがポイント。保存用の添加物が入っていないわけですからね。簡単につくることができるので、食事に使う分だけつくるようにしましょう。

主な参考文献・資料

『「安心な食品」の見分け方　どっちがいいか、徹底ガイド』安部司（祥伝社）

『素朴な疑問――食品の裏側から――　くらしの中の添加物・調味料入門』安部司（不知火書房）

『食品の裏側―みんな大好きな食品添加物』安部司（東洋経済新報社）

『食品の裏側2　実態編―やっぱり大好き食品添加物』安部司（東洋経済新報社）

『なにを食べたらいいの？』安部司（新潮社）

『加工食品診断士養成講座　テキスト&資料集』安部司（一般社団法人加工食品診断士協会）

『医者が教える食事術　最強の教科書――20万人を診てわかった医学的に正しい食べ方68』牧田善二（ダイヤモンド社）

『だいじょうぶ？　食の安全　明日の子どものために』中村幹雄（オブアワーズ）

『心の病と低血糖症―危ない！　砂糖のとりすぎと米ばなれ』大沢博（第三文明社）

『カロリーゼロにだまされるな　本当は怖い人工甘味料の裏側』大西睦子（ダイヤモンド

社）
『ハーバード大学で研究した医師の警告　健康でいたければ「それ」は食べるな』大西睦子（朝日新聞出版）
『売り渡される食の安全』山田正彦（角川新書）
『タネはどうなる?!　―種子法廃止と種苗法運用で―』山田正彦（サイゾー）
『まず種から始めよ―からだと地球を癒す種と土と野菜の本』石井吉彦（ココロ）
『遺伝子組み換えとクローン技術１００の疑問』天笠啓祐（東洋経済新報社）
『タネが危ない』野口勲（日本経済新聞出版社）
『血液をきれいにして病気を防ぐ、治す　50歳からの食養生』森下敬一（講談社＋α新書）

切り取り線

★読者のみなさまにお願い

この本をお読みになって、どんな感想をお持ちでしょうか。祥伝社のホームページから書評をお送りいただけたら、ありがたく存じます。今後の企画の参考にさせていただきます。また、次ページの原稿用紙を切り取り、左記編集部まで郵送していただいても結構です。

お寄せいただいた「１００字書評」は、ご了解のうえ新聞・雑誌などを通じて紹介させていただくこともあります。採用の場合は、特製図書カードを差しあげます。

なお、ご記入いただいたお名前、ご住所、ご連絡先等は、書評紹介の事前了解、謝礼のお届け以外の目的で利用することはありません。また、それらの情報を６カ月を超えて保管することもありません。

〒１０１―８７０１（お手紙は郵便番号だけで届きます）
祥伝社　書籍出版部　編集長　栗原和子
電話０３（３２６５）１０８４
祥伝社ブックレビュー　www.shodensha.co.jp/bookreview

◎本書の購買動機

＿＿＿＿＿新聞 の広告を見て	＿＿＿＿＿＿誌 の広告を見て	＿＿＿＿＿＿＿ の書評を見て	＿＿＿＿＿＿＿ のWEBを見て	書店で見 かけて	知人のす すめで

◎今後、新刊情報等のメール配信を　　希望する　・　しない
（配信を希望される方は下欄にアドレスをご記入ください）

@

１００字書評

家族と自分を守る「安心な食品」の選び方

住所

なまえ

年齢

職業

家族《かぞく》と自分《じぶん》を守《まも》る「安心《あんしん》な食品《しよくひん》」の選《えら》び方《かた》

令和2年8月10日　初版第1刷発行
令和4年3月10日　初版第2刷発行

著　者　安《あ》部《べ》　司《つかさ》

発行者　辻　浩明

発行所　祥《しよう》伝《でん》社《しや》
〒101-8701
東京都千代田区神田神保町3-3
☎03(3265)2081(販売部)
☎03(3265)1084(編集部)
☎03(3265)3622(業務部)
印　刷　堀内印刷

製　本　ナショナル製本

ISBN978-4-396-61734-9 C0077
祥伝社のホームページ・www.shodensha.co.jp

Printed in Japan